TOPOGRAPHIE

MÉDICALE

DE L'ILE DE TAÏTI

(Océanie)

CONSIDÉRATIONS GÉNÉRALES SUR LES AFFECTIONS DOMINANTES, PRINCIPALEMENT ENVISAGÉES AU DOUBLE POINT DE VUE ÉTIOLOGIQUE ET THÉRAPEUTIQUE.

RELATIONS SOMMAIRES SUR QUELQUES CAS CHIRURGICAUX, AVEC DÉDUCTIONS PATHOLOGIQUES,

PAR LE

Dr E. PRAT,

EX-CHIRURGIEN MAJOR DE LA MARINE, CHEVALIER DE LA LÉGION D'HONNEUR.

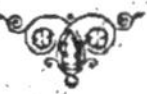

TOULON

TYPOGRAPHIE ET LITHOGRAPHIE F. ROBERT, BOULEVARD LOUIS-NAPOLÉON.

1869

TOPOGRAPHIE

MÉDICALE

DE L'ILE DE TAÏTI

(Océanie)

PAR

M. E. PRAT,

DOCTEUR EN MÉDECINE, EX-CHIRURGIEN MAJOR DE LA MARINE,
CHEVALIER DE LA LÉGION D'HONNEUR.

TOULON
TYPOGRAPHIE ET LITHOGRAPHIE F. ROBERT, BOULEVARD LOUIS-NAPOLÉON.

—

1869

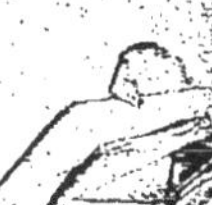

TOPOGRAPHIE MÉDICALE

de l'île de Taïti (Océanie).

Chargé pendant près de cinq ans du service de santé de cette île de l'Océanie, qui se trouve placée sous le protectorat du pavillon français, il nous a été permis, en compulsant et en analysant l'observation de tous les jours, de recueillir les documents qui ont servi de base à la rédaction de cet opuscule, dont le fond, nous le déclarons à l'avance, doit être essentiellement médical.

Notre intention, en effet, n'est pas de reproduire, en modifiant plus ou moins le texte (chose malheureusement très fréquente), quelques-unes de ces belles pages auxquelles Taïti a donné naissance. Les écrits de Cook, de Bougainville, de Forster, la relation des voyages de l'infortuné Dumont-Durville, l'ouvrage de M. de Rienzi, etc., telles sont les sources où l'on pourra puiser, si l'on tient à connaître l'origine, les mœurs, les coutumes de cette belle tribu de la race jaune, à côté de laquelle figurent d'ailleurs, d'après la plupart des Ethnologistes, le Nouveau-Zélandais, l'habitant de Tonga, des Marquises et de l'île de Pâques.

Tout en renvoyant à ces illustres et infatigables explorateurs, pour les questions que nous avons cru devoir éliminer de notre sujet, qu'il nous soit néanmoins accordé d'avancer que la plupart des ouvrages ou mémoires précités, évidemment empreints d'un charme irrésistible pour le lecteur, laissent voir pourtant assez souvent, à côté de la vérité, des faits et des passages que l'illusion ou un esprit par trop poétique ont certainement enfantés. Nous appliquerons surtout cette remarque à la riante Taïti, qui n'est malheureusement plus aujourd'hui ce sublime tableau sous lequel on l'a tour à tour représentée. L'ivrognerie, la prostitution, les excès en tout genre, ces tristes et fatales conséquences d'une civilisation dont l'indigène n'a saisi que le mauvais côté, ont porté, avouons-le, à la population, les coups les plus terribles. Ils ont développé au sein de cette tribu de nouveaux et insatiables besoins, et c'est pour les assouvir que hommes, femmes et même enfants, se sont livrés et se livrent encore en ce jour à la fraude, au vol et aux plus dégoûtantes licences.

Au milieu de ces passions et de ces excès, la syphilis n'aurait su rester inactive. Elle avait un vaste terrain à féconder, et ses ravages devenaient d'autant plus faciles, qu'elle n'allait rencontrer aucun obstacle capable de ralentir, d'atténuer ses coups, ou susceptible d'empêcher ce véritable Protée de se montrer avec toutes les formes que nous lui connaissons. C'est la syphilis, ne craignons pas de l'avouer encore, qui a pris la plus large part dans la détérioration de ce peuple, jadis cité comme l'un des plus sains et des plus robustes du Pacifique. C'est elle qui, transmise par voie de génération et passée à l'état constitutionnel, a sans contredit le plus contribué à l'évolution des diathèses tuberculeuse et scrofuleuse, et c'est par ces dernières et terribles altérations du sang, presque toujours au-dessus des ressources de la thérapeutique, que la race taïtienne, dégagée de cette population flottante que lui envoient les îles voisines, doit nécessairement marcher vers son extinction (1).

---

(1) Nous n'avons jamais cru qu'à l'époque à laquelle Cook et Forster abordèrent à Taïti, la population ait pu s'élever à plus de 100,000 âmes, et il nous serait certainement facile de réfuter cette croyance de deux célèbres navigateurs anglais. Dans son état le plus florissant, cette population n'a pas dû dépasser 25,000 âmes. Elle est aujourd'hui réduite à 7,000.

N'oublions pas que l'immigration des îles environnantes est incessante et quotidienne.

Tel est, en quelques mots, l'état actuel de l'île de Taïti, de cette reine de l'Océanie, dans laquelle l'observateur, qui veut rester dans le vrai, ne découvre réellement plus que l'oasis ou le bouquet de fleurs dont on a tant parlé, véritable luxe de végétation, prodigué par la nature à ce soulèvement océanien, en présence duquel Bougainville, émerveillé, crut rencontrer une nouvelle Cythère.

Ces préliminaires posés, passons de suite à l'exposition sommaire du climat de Taïti, sur la nature duquel quelques voyageurs se sont peut-être prononcés d'une manière trop enthousiaste ou absolue.

Climat de Taïti.

L'île de Taïti est située dans l'hémisphère austral, dans cette partie de l'Océanie qui a reçu le nom de Polynésie méridionale (Pléthonésie tabouée de Rienzi), par 17,28 au 17,56 de latitude S., et 151,24 au 152,1 de longitude O. Elle appartient donc aux zones intertropicales, c'est-à-dire aux climats chauds du globe terrestre.

Proclamer avec Forster que son climat est doux et tempéré, attendu que la chaleur inhérente à cette latitude s'y trouve modérée par des brises à peu près constantes (l'alisé), c'est ne dérouler qu'une des faces du tableau, ou laisser croire qu'on n'a visité le pays que pendant la belle saison, qui est celle des nuits fraîches et sereines, celle encore durant laquelle soufflent d'une manière constante les vents d'E.-S.-E. Or, à Taïti, comme dans toutes les régions tropicales, il existe deux saisons parfaitement définies, bien tranchées, à savoir celle des pluies ou de l'hivernage, et celle de la sécheresse ou des nuits fraîches. La première, ainsi que nous le développerons dans un opuscule météorologique, commence vers le milieu de novembre pour finir en avril. Cette saison est débilitante et énervante ; nous dirons bientôt comment et pourquoi. La deuxième comprend la période qui sépare le mois d'avril du mois de novembre.

La transition de l'une à l'autre de ces saisons ne se fait pas d'une manière brusque, et l'on peut franchement reconnaître l'existence d'une espèce de printemps, d'une sorte d'automne, c'est-à-dire d'une saison intermédiaire ou de transition, de courte durée, enchaînant les deux saisons dominantes. C'est ainsi que les nuits ne sont véritablement fraîches qu'à la fin de juin et durant le mois de juillet, bien que la belle saison commence le plus souvent dans les premiers jours de mai.

L'hivernage est donc caractérisé par les pluies, et ces dernières sont aussi fréquentes qu'abondantes. La pluie tombe en effet, quelquefois, pendant 8 ou 10 jours consécutifs, offrant pourtant, durant cette période de temps, des rémissions ordinairement courtes, mais toujours accompagnées d'une haute température.

Si on observe, dans cette même saison, la colonne barométrique pour interroger l'état de la pression atmosphérique, on arrive facilement à cet autre résultat, que cette colonne (hauteur corrigée) reste la plupart du temps au-dessous de 0,760, et que son oscillation tropicale, diurne et nocturne, on ne peut plus régulière pendant la belle saison, présente au contraire, à cette époque, des irrégularités dignes d'attention. Cette oscillation fait même défaut d'une manière absolue dans certaines circonstances.

Telles sont, en quelques lignes, les conditions météorologiques qui régissent Taïti pendant la saison de l'hivernage, saison qui est en outre celle des orages (accumulation de fluide électrique au sein de l'atmosphère) et celle des calmes, ou des vents de la partie Nord (perturbation de l'alisé de l'hémisphère austral).

Pendant la saison de la sécheresse, on assiste à des phénomènes météorologiques tout à fait opposés. Les pluies sont d'une rareté extrême. La température se trouve alors positivement modérée par une brise constante et régulière venant de la partie Est (retour de l'alisé). Le baromètre est au-dessus de 0,760. Enfin, le ciel est presque toujours serein, d'où l'absence de manifestations électriques.

D'après ce qui précède, il n'est guère permis d'appliquer au climat de Taïti les épithètes de doux et de tempéré, du moins pendant l'hivernage. Les observations météorologiques s'y opposent, et, de leur côté, les conditions physiologiques ainsi que la constitution médicale de cette partie de l'année viennent corroborer notre manière de voir.

Jetons, en effet, un coup d'œil sur l'état physiologique, autrement dit étudions l'organisme vivant soumis aux influences atmosphériques que nous venons d'exposer, et nous ne tarderons pas à reconnaître dans les phénomènes vitaux subjectifs les signes d'une débilitation générale, à laquelle chaque individu oppose une résistance ou réaction nécessairement en rapport avec son tempérament, sa constitution, sa manière de vivre, etc., mais surtout et avant tout avec son degré d'acclimatement.

Ouvrons, d'un autre côté, un traité d'hygiène et parcourons les pages qui ont été écrites concernant les effets des conditions météorologiques précitées, nous y découvrirons immédiatement l'expression fidèle de ce qu'on éprouve à Taïti, à un degré variable, pendant l'hivernage.

« On attribue généralement aux diminutions de pression, » dit Londe (1), « la sensation de gêne, de malaise, d'accablement que l'on ressent à la suite du moindre mouvement ; on accuse alors le temps d'être lourd, quoique dans ce cas l'air soit infiniment plus rare, moins pesant, et qu'il n'y ait que nous de lourds, c'est-à-dire de moins propres aux mouvements. Si, à cette diminution de pression, se joint une élévation de température, on éprouve de l'insomnie, l'oppression des facultés intellectuelles, une exhalation cutanée abondante, un appétit moins vif; l'action assimilatrice de l'estomac est moins énergique. Enfin, une température à la fois chaude et humide, contenant le moins d'air possible, il en résulte une action débilitante plus prononcée et une langueur excessive. »

---

(1) *Traité d'hygiène.*

Si nous ajoutons aux phénomènes ci-dessus relatés les effets engendrés par la présence dans l'atmosphère d'une grande quantité de fluide électrique, on ne devra plus s'étonner que nous ayons donné au climat de Taïti les épithètes de débilitant et d'énervant.

L'action du fluide électrique sur le système nerveux est un fait physiologique on ne peut mieux démontré, et dont l'évidence nous dispensera d'entrer dans d'inutiles détails. C'est sous l'influence de ce fluide que j'ai vu s'éteindre presque subitement, dans la salle des blessés de l'hôpital de Papéété, un opéré qui causait tranquillement avec moi peu de temps avant la manifestation d'un violent orage qui éclata dans la nuit du 5 octobre 1853. Je perdis ce malade, après son repas du soir, au plus fort des décharges électriques. Il était réellement mort par le système nerveux, car l'autopsie ne nous décela aucune lésion de tissu appréciable par les sens (1).

Il était indispensable de faire connaître, au moins sommairement, les conditions météorologiques de Taïti, afin d'être à même de nous rendre bientôt compte de certains états morbides sévissant sous forme sporadique ou épidémique, durant la saison des pluies ou de l'hivernage (affections muqueuses et typhoïdes). C'est encore en invoquant cette constitution climatérique débilitante, qu'il nous sera peut-être permis d'expliquer l'effrayante rapidité avec laquelle parcourt ses périodes une maladie diathésique presque toujours fatale. Enfin, c'est avec ces documents, toujours empruntés à la météorologie, que nous pourrons, avec quelque raison, regarder la colique sèche des régions intertropicales, sur laquelle on a tant disserté, comme une affection dans la production ou le renouvellement de laquelle l'élément rhumatismal joue, à n'en plus douter, le principal rôle.

---

(1) Il avait subi la veille la ligature de l'artère iliaque externe ; quelques jours auparavant, celle de la fémorale, atteinte, dans une rixe, par un coup de couteau. L'hémorrhagie qui suivit la lésion de l'artère fut très abondante, d'où un état anémique qui intervint à titre de cause largement prédisposante.

Notre but, dans cette brochure, n'est point de nous appesantir sur toutes les maladies qui ont figuré sur nos registres ou dans nos rapports trimestriels, ne choisissant que celles pouvant offrir un certain intérêt, soit pour la forme particulière qu'elles ont revêtue, soit pour la marche qu'elles ont suivie, soit enfin pour le traitement qui nous a le mieux réussi.

Après avoir parlé des affections muqueuses et typhoïdes, ainsi que de quelques dermatoses sévissant la plupart du temps durant la saison de l'hivernage, nous aborderons la partie clinique de la colique sèche, se montrant de préférence pendant la saison des nuits fraîches, n'attaquant la plupart du temps que nos équipages ou les marins débarqués qui en ont été primitivement frappés à la mer, et coïncidant avec la manifestation des laryngo-bronchites et des pleurodynies, au sein de la garnison et parmi les employés de la colonie, laryngo-bronchites qui n'épargnent pas d'ailleurs la population indigène.

La syphilis constituera un troisième terrain. A sa partie historique, à l'exposé vrai et succinct de son état actuel, aux mesures prophylactiques que nous avons déployées pour restreindre ses ravages, nous ferons succéder la relation pure et simple des traitements qui ont été couronnés de plus de succès, surtout dans deux accidents primitifs, dont l'un, bénin ou virulent, est l'urétrite chronique; l'autre, le bubon ou adénite inguinale spécifique.

Dans ce chapitre consacré à la syphilis, nous aurons soin de nous appesantir sur les heureux effets d'un double traitement altérant par l'iodure de potassium, contre certains accidents dits tertiaires, ayant eu pour siége de prédilection les grandes articulations.

La phthisie pulmonaire et le scrofule formeront un quatrième motif. Nous y reconnaîtrons que le climat de Taïti est loin de convenir au tubercule; que, sous son impression débilitante, la phthisie, une fois déclarée, parcourt avec une effrayante rapidité ses désespérantes périodes; et qu'il est tout à fait irrationnel de diriger sur cette île de l'Océanie, des contrées voisines

(San-Francisco, Sydney, Valparaiso), les malheureux qui sont sous le coup de cette terrible diathèse

Dans une cinquième division, nous relaterons le degré de fréquence des fièvres dites exanthémateuses ou à manifestation cutanée (rougeole, roséole, variole, varioloïde), étude que nous ferons suivre de celle des affections purement et essentiellement cutanées, presque exclusivement observées durant la période de quatre ans. Là, revendiquera sa place l'éléphantiasis des Arabes, sévissant surtout au milieu de la race indigène, sans respecter pourtant d'une manière absolue les Européens, depuis quelque temps établis dans la nouvelle Cythère.

Nous terminerons enfin par quelques considérations sur les maladies du foie, du tube digestif, du système nerveux cérébro-rachidien, et par l'exposition des affections qui nous ont le plus frappé, soit par leur rareté, soit par l'absence complète de toute manifestation.

Affections muqueuses et typhoïdes.

En arrivant à Taïti (Papéété) pour y prendre la direction du service de santé, nous apprîmes qu'une bonne partie de la population européenne venait de traverser une épidémie qu'on avait cru devoir désigner sous le nom de fièvre bilieuse (1).

Les registres de l'hôpital, que nous consultâmes à ce sujet, nous démontrèrent que l'affection avait fait son apparition pendant l'hivernage, attaquant de préférence les hommes de la garnison et des équipages récemment arrivés de France, sur les

(1) En 1849, M. Gallerand fut témoin d'une de ces épidémies, au moment où le personnel colonial venait d'être renouvelé. L'équipage de la *Sirène* fut particulièrement influencé (60 malades, 15 morts). D'après Errhel, de 1846 à 1849, la fièvre typhoïde aurait déterminé le plus de décès, après la phthisie et la dyssenterie, 21 morts sur 113 cas. (*Archives de médecine navale*, octobre 1865).

corvettes l'*Artémise* et la *Proserpine*. Les symptômes dominants nous furent résumés en un accablement général, de la céphalalgie, l'inappétence, des nausées, des vomissements, etc. N'ayant pas été témoin de cette épidémie, nous ne pouvons donner ici que ces quelques expressions morbides, qui nous furent d'ailleurs relatées par des personnes qui les avaient elles-mêmes éprouvées. La maladie ne présenta, dans la plupart des cas, aucune gravité, mais on nota bon nombre de convalescences longues et pénibles, Les Indiens, d'après un missionnaire qui était à cette époque à Taïti, ne furent pas entièrement soustraits à l'influence morbifique. Quelques-uns même succombèrent, ce que l'on crut pouvoir attribuer à des écarts hygiéniques auxquels ne se livrent que trop souvent les Taïtiens, écarts hygiéniques dont nous pourrons d'ailleurs apprécier bientôt les tristes conséquences, quand nous nous occuperons des fièvres exanthémateuses.

Vers la fin de 1853, une nouvelle manifestation morbide, de nature épidémique comme la première, se déclara à Papéété, mais sous une forme qui, dès le principe, se rapprocha essentiellement de la fièvre typhoïde. La dothinentérie fut, en effet, on ne peut mieux caractérisée chez plusieurs sujets : prostration, fièvre continue, céphalalgie, épistaxis, gargouillement iléo-cœcal, taches rosées, sudamina, diarrhée, etc., etc., rien ne manqua, et, dans dans les cas qui se terminèrent par la mort, l'autopsie cadavérique nous dévoila la lésion anatomique par excellence, c'est-à-dire l'altération des follicules agminés et isolés de l'intestin, avec sa prédilection marquée pour les environs de la valvule de Bauhin.

A côté de ces malades franchement atteints de dothinentérie, vint s'en grouper un plus grand nombre chez lesquels la prostration n'atteignait pas le même degré. Tous néanmoins accusèrent un accablement profond, de la céphalalgie, l'état muqueux des premières voies, une soif plus ou moins vive. A ces symptômes se joignaient un mouvement fébrile très léger (1), le météorisme

(1) La fièvre fit même entièrement défaut dans beaucoup de cas.

abdominal, la constipation ou la diarrhée, parfois des taches rosées, mais jamais de sudamina.

L'affection dont nous venons de relater les traits pathognomoniques, et dans laquelle il sera facile de diagnostiquer deux degrés d'une même altération générale, cette affection, disons-le de suite, sévit d'abord sur l'équipage de la frégate la *Forte*, atteignit les marins du *Duroc* et de la *Sarcelle*, frappa presque en même temps quelques militaires récemment arrivés à Papéété, et ne s'arrêta que pour reparaître un peu plus tard, vers la fin de l'hivernage, à bord de la corvette à vapeur le *Catinat* qui arrivait de la Nouvelle-Calédonie. Ce navire, dans l'espace d'une vingtaine de jours, nous envoya quatre-vingt-six de ses hommes. Le reste de l'équipage ne fut point épargné, mais l'on fut forcé de le traiter à bord, vu l'insuffisance de l'hôpital, au sein duquel on se vit même obligé d'ériger en salle provisoire, un vieux magasin de construction taïtienne, qui ne tenait presque plus debout.

La constitution médicale observée durant l'hivernage des années 1855, 1856 et 1857, fut analogue à celle de 1854. Nous eûmes constamment affaire au même genre d'affection, et cette dernière revêtit le cachet épidémique, toutes les fois qu'elle rencontra sur son passage des groupes d'individus débarqués dans l'île, pendant la saison des pluies. C'est ainsi qu'elle attaqua, en 1855, les matelots laissés à Papéété par la corvette l'*Aventure*, ainsi que les familles des fonctionnaires nouvellement fixées à terre, se déclarant bientôt à bord de la corvette à vapeur le *Prony* dont les trois quarts de l'équipage (y compris le chirurgien major Reymonenq) furent alités en quelques semaines. Il se passa donc pour le *Prony*, sur une même échelle et à peu près à la même époque, ce qui avait eu lieu, un an avant, pour le *Catinat*.

En 1856 et 1857, nous n'enregistrâmes que des cas sporadiques. Or, en 1856, la garnison comptait plusieurs années de séjour à Taïti ; il en était de même des équipages de la station. En 1857, les hommes affectés appartenaient presque exclusivement à un léger détachement d'infanterie de Marine, arrivé de France depuis quelques mois seulement. Cinq de ces derniers furent atteints de véritable fièvre typhoïde; l'un des cinq succomba.

Nous sommes actuellement en droit de conclure, d'après les notions qui précèdent, que, pendant la saison dite de l'hivernage, la constitution médicale prédominante de Papéété se trouve généralement dessinée par une affection à forme épidémique ou sporadique, affection dont le fond est évidemment identique, à laquelle nous avons dû conséquemment opposer la même médication, et c'est de cette dernière que nous allons dire quelques mots, nous proposant de clore ce point de la topographie médicale de Taïti par les considérations étiologiques : *naturam morborum curationes ostendunt.*

Toutes les fois que les troubles fonctionnels ont revêtu le cachet éminemment typhoïde, nous avons eu recours, au début, avant tout et par-dessus tout, à la médication émèto-cathartique, nous abstenant, dans la plupart des cas, des émissions sanguines, surtout générales, bien que ces dernières aient été prônées par des jugulateurs du plus grand talent et de première force. Nous érigeâmes donc le traitement d'après la méthode de Delarroque, déclarant immédiatement que nous n'eûmes qu'à nous louer de l'administration presque quotidienne, et cela pendant cinq à six jours, des purgatifs salins. La limonade citrique, l'eau gommée, des lavements presque froids à la camomille et au quinquina, constituaient la thérapeutique ultérieure de la première période.

Dans quelques circonstances (il en était alors question), nous avons essayé le sulfure noir de mercure, dans lequel on avait cru déceler le spécifique, un autre *quid divinum* de la dothinentérie. A Taïti, comme en France, comme probablement partout ailleurs, la préparation hydargyrique ne nous a point permis de saisir une action particulière, capable de justifier l'enthousiasme avec lequel certains médecins avaient accueilli ce médicament, et nous avons toujours fondé plus d'espoir en l'efficacité des purgatifs salins, presque constamment précédés d'un émétique qui avait un double but : évacuer les premières voies, produire dans l'organisme une perturbation salutaire.

Sous l'influence de la médication évacuante, nous constations bientôt (du moins dans la majorité des cas) les heureuses modifications signalées par la plupart des praticiens ayant adopté cette méthode. La langue se dépouillait de ses enduits, perdait graduellement de sa sécheresse, le météorisme abdominal diminuait, la prostration, la céphalalgie, la fièvre s'amendaient, et c'est au milieu de ces conditions favorables, que nous abordions immédiatement la médication tonique, sans néanmoins abandonner pour toujours les purgatifs salins, à doses décroissantes ou laxatives.

L'eau vineuse, les décoctions de quinquina édulcorées avec le sirop d'écorces d'oranges amères, les préparations de gentiane, les frictions camphrées aux membres inférieurs, etc., faisaient la base de la médication tonique.

La question de l'alimentation des malades trouve ici sa place, et nous nous garderons de la passer sous silence, convaincu par l'expérience que dans la grande majorité des cas, une diète ou un régime rigoureux trop longtemps soutenus sont préjudiciables, en prolongeant ou en rendant plus profonde l'adynamie, et le sujet ne se relèvera que difficilement de cette dernière, si on a eu la malheureuse inspiration d'attaquer l'affection par des émissions sanguines, que certaines congestions locales toutes passives, insidieuses, auraient paru indiquer dans le courant de la première période.

Nous avons toujours songé, pour notre part, à nourrir les malades de bonne heure, et nous le faisions dès que la langue commençait à s'humecter et à perdre la rougeur de son limbe, résultat que font ordinairement obtenir en quelques jours les purgatifs salins. Les bouillons de volaille, les consommés, les potages légers conviennent très bien dans les premiers temps, et nous arrivions ainsi graduellement, mais assez vite, à la demi-portion, choisissant alors parmi les aliments solides ceux qui sont le plus facilement digérés et qui laissent le moins de résidus dans le tube digestif (poisson, œufs, volaille rôtie — vin de Bordeaux). Bien que les médications éméto-cathartique et tonique soient celles qui, de l'aveu de la majorité des praticiens, soient couronnées des plus beaux résultats, il n'en est pas moins vrai que dans des cas, malheureusement encore trop fréquents, l'affection typhoïde, loin de céder, arrive à sa période ultime. La langue ne se dépouille pas, reste sèche, croûteuse, devient noirâtre ; les dents se recouvrent de fuliginosités, le météorisme augmente, l'adynamie, la prostration font des progrès incessants, l'ataxie enfin finit par éclater. Dans ces circonstances, nous nous sommes toujours bien trouvé de l'administration de l'acétate d'ammoniaque à haute dose, incorporé à une potion tonique ayant pour base l'écorce du Pérou ou la serpentaire de Virginie, faisant alterner le plus souvent cette potion avec des paquets dans la composition desquels entraient le camphre et le calomel. (C'est au milieu de cette période que l'acide phénique, en lavements, rend actuellement les plus grands services à titre de désinfectant. Or, son application en médecine et en chirurgie ne datant que de quelques années, il ne nous a pas été donné de constater, en Océanie, les remarquables effets de cet agent si simple, si répandu, et auquel pourtant on n'a songé que dans ces derniers temps !)

Nous ne nous prononcerons pas sur le degré d'efficacité du musc contre les phénomènes ataxiques (1), attendu que nous ne l'avons jamais administré seul, l'associant constamment au calomel et au camphre, sur lesquels nous comptions toujours davantage.

Les vésicatoires aux jambes et aux cuisses ont eu leur indication, toutes les fois que la prostration, l'adynamie constituaient les symptômes dominants de la maladie. Ici encore, nous garderons-nous de formuler une opinion sur l'efficacité réelle de ces agents thérapeutiques, car, dans tous les cas où nous avons constaté une notable amélioration, nous nous sommes demandé si c'était réellement à ces révulsifs cutanés ou aux autres moyens

(1) Phénomènes presque toujours mortels, quoi que l'on fasse.

concurremment employés qu'il fallait attribuer cet amendement. Quoi qu'il en soit, il nous a toujours paru prudent d'éviter la suppuration, c'est-à-dire une nouvelle source d'adynamie. Les vésicatoires volants sont donc seuls susceptibles de remplir l'indication que l'on peut se proposer.

Tel a été le traitement rationnel auquel nous avons soumis les individus atteints de dothinentérie. Il a presque exclusivement consisté, ainsi qu'on a pu le juger, en purgatifs et en toniques. C'est à lui que nous sommes redevable d'avoir sauvé huit malades sur dix. Au nombre des sujets qui ont succombé, nous en signalerons deux, chez lesquels la psorentérie revêtit en très peu de temps la forme dite hémorrhagique.

Les médications opposées à ce que nous avons cru devoir désigner sous les noms d'état muqueux adynamique (la plupart du temps apyrétique), et que nous avons vu se montrer à Papéété concurremment avec la dothinentérie, ces médications, disons-nous, ont été puisées à la même source que pour l'affection réellement typhoïde, avec cette différence que nous n'avons jamais été dans l'obligation d'insister pendant un temps aussi long sur les purgatifs salins. L'adynamie ayant constamment joué le principal rôle, l'indication essentielle était remplie à l'aide des toniques qui triomphaient presque toujours en quelques semaines de la débilitation générale éprouvée par les malades. Nous écrivons presque toujours, attendu que certains sujets ne quittèrent l'hôpital qu'au bout d'un mois et demi. Ces derniers n'offrirent jamais à l'observation le terrible cortège des symptômes propres à l'invasion ou aux diverses périodes de la fièvre typhoïde, et pourtant nous trouvons dans les notes recueillies sur ces malades, que l'un d'eux, élève (1) à bord de la frégate la *Forte*, nous inspira pendant un certain temps d'assez vives inquiétudes, inquiétudes d'autant plus sérieuses, qu'au milieu de cet état muqueux adynamique, complètement

(1) Aujourd'hui lieutenant de vaisseau.

apyrétique, nous reconnûmes des signes locaux faisant redouter une perforation intestinale au niveau de la région iléo-cœcale (douleur fixe et continue dans ce point, météorisme, selles diarrhéiques et sanguinolentes).

Abordons maintenant l'étiologie.

Un premier fait clinique parfaitement démontré, c'est que la dothinentérie et les états muqueux adynamiques n'apparaissent généralement à Papéété que pendant l'hivernage ou aux approches de ce dernier. Les conditions météorologiques qui coïncident avec cette apparition sont, conséquemment : la fréquence et l'abondance des pluies, l'élévation de la température, la perturbation de l'alisé, l'accumulation du fluide électrique au sein de l'atmosphère. Si nous nous rapportons aux phénomènes physiologiques engendrés par l'ensemble de ces éléments météorologiques, la plupart du temps réunis, alors que chacun paraît jouir de la plus parfaite santé, nous serons à même, en faisant la part de cet état physiologique, de nous rendre compte de ces manifestations morbides qui ne sont, en dernière analyse : *que l'exagération évidente des manifestations physiologiques ayant atteint le degré voulu pour engendrer la maladie.* Le principe vital, en effet, suivant la puissance d'acclimatement de l'individu, opposera une réaction plus ou moins énergique, réaction qui sera toujours en raison directe du tempérament, de la constitution, du mode de vivre, des habitudes, etc., de toutes ces conditions, en un mot, qui bien étudiées, peuvent, dans bien des circonstances, donner l'explication logique de l'intensité et des formes variées sous lesquelles une affection, la même quant au fond, peut et doit se montrer.

L'acclimatement est, sans contredit, la circonstance étiologique qui joue ici le plus grand rôle. C'est par son défaut que l'on voit la maladie revêtir la forme épidémique, toutes les fois qu'elle rencontre des groupes d'individus récemment arrivés de France. Nous avons prouvé le fait dans plusieurs rapports trimestriels de l'époque. Qu'il nous suffise de reproduire actuellement, sous forme de tableau, ce que nous constatâmes durant l'hivernage 1853-54.

Malades traités à l'hôpital de Papéété, durant l'hivernage de 1853-54, atteints de fièvre typhoïde ou d'état muqueux adynamique.

Corvette à vapeur le *Catinat*	85
Frégate amiral la *Forte*.	41
Aviso à vapeur le *Duroc*	15
Corvette la *Moselle*.	4
Corvette la *Sarcelle*	3
Corvette à vapeur le *Phoque*	3
Infanterie de Marine.	3 (1)
Artillerie de Marine	5 (2)
TOTAL.	159

Observons de suite qu'à cette époque, l'infanterie de Marine, l'artillerie, les équipages du *Phoque* et de la *Moselle* comptaient environ deux ans de séjour dans la colonie. Si l'artillerie, moins nombreuse que l'infanterie, figure pour cinq, alors que cette dernière n'est représentée que par trois, il faut attribuer cette différence à ce que, parmi les artilleurs, existaient des hommes nouvellement débarqués à Taïti par la corvette la *Sarcelle* (7 septembre 1853). La *Sarcelle* elle-même ne fut pas à l'abri de la constitution régnante. Nous apprîmes en effet, de son chirurgien major, M. Ramonet, que l'équipage avait payé tribut durant un voyage aux îles Marquises, et qu'au retour du navire à Papéété, la pharmacie était entièrement épuisée en purgatifs salins. C'est à l'époque de ce retour que furent dirigés sur l'hôpital, les trois malades portés dans le tableau ci-dessus. L'un de ces malades fut enlevé en quelques jours par la dothinentérie à forme hémorrhagique.

(1) L'effectif des troupes de l'infanterie de Marine peut être évalué à 250 hommes.

(2) Celui de l'artillerie à 70.

La frégate la *Forte* et la corvette à vapeur le *Catinat* se trouvèrent le moins épargnées. Le premier navire nous fournit, au commencement de l'hivernage, la plupart des affections franchement typhoïdes. Le *Catinat*, au contraire, donna, sur une large échelle, et vers la fin de la saison pluvieuse, les manifestations morbides à forme muqueuse simplement adynamique.

Les liens étroits qui enchaînent l'affection typhoïde proprement dite et l'état muqueux adynamique, ne sauraient être négligés et méconnus : ce dernier doit être considéré comme une dothinentérie à impression moins intense, et nous n'hésitons point à ne voir en lui qu'un degré de la même maladie, ce que nous allons tâcher d'élucider, en ne pas oubliant que ces deux états ne font généralement leur apparition à Papéété que durant la saison des pluies, et que cette apparition coïncide toujours avec celle des phénomènes météorologiques complexes, dont le résultat final sur l'organisme se trouve invariablement traduit par une débilitation plus ou moins profonde.

Disons d'abord que nous ne comprenons pas, avec beaucoup de nos confrères, que l'on conserve encore aujourd'hui dans le langage médical, les dénominations de fièvre typhoïde, d'entérite folliculeuse, de dothinentérite, etc. Ces expressions sont en effet vicieuses, exposeraient certainement à l'erreur celui qui n'analyserait pas d'une manière rigoureuse la nature essentielle de l'affection et, partant d'un faux principe, ne pourraient enfanter que des traitements irrationnels, ce qui avait malheureusement lieu sous le règne sanguinaire de la doctrine de Broussais.

Bien que la fièvre, avec son frisson initial pathognomonique, se montre dans la plupart des affections typhoïdes, il n'en est pas moins vrai que cette fièvre fait quelquefois défaut, d'où l'admission par plusieurs observateurs, de dothinentéries absolument apyrétiques. La fièvre peut donc manquer dans cette manifestation morbide, comme dans beaucoup d'autres, dont elle est regardée pourtant comme une expression symptomatologique générale ; et quoi d'étonnant en cela, dès l'instant que cette fièvre n'est qu'une expression extérieure de la réaction du principe vital, tendant à débarrasser l'agrégat matériel d'un agent morbifique, que les investigations microscopiques et chimiques n'ont pu encore déterminer d'une manière précise, agent morbifique qui révèle sa présence au sein de l'économie, par le trouble et la perturbation des fonctions. Plus la fièvre est forte, répétée, plus la réaction vitale est énergique, plus encore, peut-être, la dose ou la puissance de l'agent pathogénésique est intense. N'est-ce pas l'algidité, l'absence du pouls, le manque de réaction en un mot, qui font du choléra épidémique, ce véritable accès pernicieux, une des affections les plus terribles du cadre nosologique? Les taches rosées, les sudaminas de la dothinentérie, qui font éruption du sixième au douzième jour de la maladie, ne pourraient-ils pas être regardés comme une expression locale de ce mouvement fébrile qui succède à la période d'incubation? Ne saurait-il se passer ici, ce qui a lieu dans la rougeole, la scarlatine, la variole, etc. ; la fièvre précède l'éruption cutanée, et personne n'oserait soutenir de nos jours, que ces affections éruptives constituent des dermatoses, des maladies purement externes, encore moins des inflammations. L'analyse du sang, la nature de la cause, qui certainement n'agit pas primitivement sur le tégument externe, donneraient un démenti formel à cette manière de voir.

D'un autre côté, les analogies qui existent entre les prodromes de la plupart de ces affections, surtout pour ce qui est de la variole et de la dothinentérie, ainsi que l'a parfaitement exposé Bretonneau, ces analogies, reconnaissons-le, sont sans contredit des plus frappantes. Nous rappellerons à ce sujet un malade traité en 1852, dans l'hôpital maritime de Toulon, où nous étions alors prévôt, pour une fracture du tibia. Le cal était organisé et le blessé allait quitter la salle, quand éclatèrent inopinément des symptômes que chacun rapporta à la fièvre typhoïde. Prostration, céphalalgie, épistaxis, gargouillement iléo-cœcal, etc., rien ne manqua. Au bout de 48 heures, apparition d'une variole confluente qui mit fin à la plupart des symptômes généraux, particulièrement à la fièvre.

Ainsi, et nous y insistons parce que c'est notre conviction

médicale, ce qu'on appelle vulgairement fièvre dans ces affections internes, dont la cause essentielle bien souvent nous échappe, n'est en bonne analyse, que la réaction du principe vital, luttant contre l'impression morbifique qui a envahi les organes, perturbé les fonctions, et dont l'élimination constitue le *sine quâ non* du retour à l'état physiologique. Ne voit-on pas cette fièvre cesser ou diminuer dans la variole, après la période d'éruption, puis reparaître ou, si l'on veut, devenir plus intense, quand les pustules viennent à se dessiner ? Pourquoi ce retour ou cette augmentation pyrétiques qui coïncident avec la formation d'une suppuration sous-épidermique, dont le produit doit être éliminé ? Voilà des faits sur lesquels on ne saurait trop méditer, quand on veut logiquement arriver à la connaissance de la nature réelle d'une maladie.

Est-il plus rationnel de désigner l'affection typhoïde sous le nom d'entérite folliculeuse, d'iléo-diclydite, etc. Peut-on encore de nos jours la faire résider dans les follicules agminés ou isolés (glandes de Peyer et de Brunner), ainsi que l'ont professé quelques-uns de nos pathologistes ? Autant vaudrait avancer, ainsi que nous venons de le proclamer, que la rougeole, la scarlatine, la variole sont des inflammations du tégument externe, et que la dothinentérie n'est alors qu'une variole retournée. Or, la science est aujourd'hui parfaitement éclairée à ce sujet, surtout depuis les remarquables travaux de MM. Andral et Gavanet, sur l'état du sang dans les maladies. Ces observateurs ont en effet démontré que dans les fièvres éruptives, la fièvre typhoïde en particulier, la quantité de fibrine du fluide nourricier restait à l'état normal, ou se trouvait diminuée, alors qu'elle augmente invariablement dans les véritables phlegmasies, en un mot dans les inflammations. Il faut donc, ainsi que l'ont soutenu les auteurs du *Compendium*, à propos de la nature essentielle de la fièvre typhoïde, il faut donc rayer l'inflammation de la pathologie typhoïde, et, s'il fallait une nouvelle preuve de la vérité, il serait facile de la puiser dans les désastres occasionnés, en pareil cas, par la méthode des émissions sanguines répétées, désastres que j'ai pu constater au début de ma carrière, mais qui n'auraient su, à cette époque, fixer mon attention d'une manière particulière. La méthode des émissions sanguines jugule plus ou moins bien une pleuro-pneumonie, un rhumatisme articulaire aigu. Dans l'affection ou plutôt l'infection typhoïde, elle jugule le malade, hâte, augmente la période adynamique, suscite, exaspère les troubles du système nerveux, dépouille le principe vital de sa force réactionnelle éliminatrice, et conduit la plupart du temps à la terminaison fatale.

On l'a professé, et nous adoptons entièrement cette opinion : l'altération des follicules intestinaux, dans la dothinentérie, doit être rangée parmi les lésions secondaires, soit quant à l'époque de son apparition, soit pour le rôle qu'elle joue dans la maladie. Dès le début, l'affection typhoïde envahit tous les organes, et il ne saurait en être autrement, dès l'instant que la chair coulante et le système nerveux se trouvent primitivement et presque en même temps atteints par l'infectieux.

Il est donc avéré que les dénominations de fièvre, de dothinentérie, d'entérite folliculeuse, ne peuvent fournir par elles seules que de fausses idées touchant la nature essentielle d'une impression morbifique générale, *totius substantiæ*, dans laquelle Broussais, sous l'enthousiasme de sa doctrine, avait été jusqu'à voir une gastro-entérite ! altération du fluide vivifiant et de l'appareil d'innervation, congestions passives, lésion secondaire des follicules intestinaux, voilà ce que l'observation impartiale et la logique décèleront toujours dans l'analyse de la maladie. Deux expressions dues au génie de MM. Bretonneau et Piorry, si on les réunissait, donneraient sans contredit une idée plus exacte de cette nature de l'affection : *l'angéio-septicémie dothinentérique* signifierait en effet quelque chose. Elle ferait immédiatement comprendre qu'il y a, avant tout et par-dessus tout, une altération du sang, que cette altération hématique est occasionnée par un agent morbifique qui a retenti sur l'organisme, à l'instar des substances dites septiques ou hyposthénisantes ; enfin, elle indiquerait que cette angéio-septicémie offre comme caractère anatomique particulier, une éruption pustuleuse intestinale, qui rappelle jusqu'à un certain point l'éruption pustuleuse cutanée de la variole.

Cette angéio-septicémie dothinentérique, toujours la même quant au fond, c'est-à-dire à sa nature, est évidemment susceptible, ainsi que l'ont noté tous les praticiens, de revêtir une foule de formes parfaitement décrites dans les traités de pathologie, et dont les principales sont : la typhoïde proprement dite (τῦφος, stupeur), l'adynamique (privation des forces, prostration) et l'ataxique (désordres dans l'appareil excito-moteur). Auprès de ces formes dominantes viennent se grouper les formes secondaires, dites pectorale, abdominale (bilieuse et muqueuse), intermittente, rémittente, céphalique, arthritique, etc., etc. Toutes formes dont on a le plus souvent fait des périodes de la maladie, qui peuvent du reste s'enchaîner, se succéder chez un même sujet, ou bien se montrer isolément et imprimer, dans ce dernier cas, à la maladie un cachet spécial, auquel elle empruntera sa dénomination particulière. C'est dans cette dernière catégorie que doit être placée l'affection muqueuse adynamique, dont nous avons esquissé les traits les plus saillants, et que nous considérons comme une angéio-septicémie légère, caractérisée à son début et pendant tout son cours, par un profond accablement, en un mot, par l'adynamie, la plupart du temps apyrétique.

Les follicules intestinaux sont-ils altérés dans l'état muqueux adynamique, comme dans l'affection typhoïde proprement dite? Nous sommes porté à le croire, avec cette restriction toutefois, que la lésion anatomique de la plaque ne parcourt probablement pas toutes ses périodes. Néanmoins, et nous avons soin de le rappeler, l'ulcération a dû s'opérer chez le malade que nous avons déjà cité, malade qui, au milieu de cet état persistant, depuis près d'un mois, présenta à notre observation des signes locaux faisant redouter une perforation intestinale dans le voisinage du cœcum.

On a pu voir, d'après les réflexions qui nous ont été suggérées, dans l'étiologie des affections typhoïde et muqueuse, que nous nous sommes attaché à faire jouer le plus grand rôle à la constitution météorologique de cette partie de l'année, durant laquelle ces affections se montrent à peu près exclusivement. Nous avons également démontré que ces manifestations morbides sévissaient de préférence sur les individus nouvellement débarqués à Taïti. Ajoutons en terminant, que, dans quelques circonstances accidentelles, il nous a été permis de constater l'influence pernicieuse de la nostalgie, de ce qu'on appelle vulgairement le mal du pays. C'est surtout chez les indigènes de Mangaréva (îles Gambiers) que cette fâcheuse influence fut bien appréciable, et nous sommes convaincu que les trois quarts de ces indigènes appelés à Taïti, par la mission de Picpus, pour y construire une église, auraient succombé, si on ne s'était enfin décidé à les renvoyer dans leur patrie, qu'ils désespéraient de revoir.

Furoncles, Anthrax, Panaris.

C'est encore pendant la saison de l'hivernage, qu'apparaissent de préférence ces inflammations avec étranglement du tissu cellulaire, qui frappent du reste indistinctement tous les individus, quel que soit leur temps de séjour dans l'île. Nous citerons à cet égard deux sujets qui, en 1855, furent presque en même temps atteints d'un anthrax à la région cervicale postérieure. De ces deux malades, l'un comptait quatre ans de résidence, l'autre, au contraire, n'était arrivé de France que depuis quelques semaines.

Dans beaucoup de circonstances, les furoncles ont été stigmatisés par des éruptions successives, dont la durée totale a été de plus d'un mois. Les membres inférieurs étaient le plus souvent le siége de ces éruptions, qui se terminaient rarement par suppuration. Leur résolution s'opérait d'une manière lente, caractérisée par une rougeur de plus en plus foncée de ces petites tumeurs conoïdes qui, dans les derniers jours, se recouvraient d'une légère desquammation furfuracée. Une singularité, que nous avons éprouvée nous-même, c'est que dans cette terminaison par résolution, la douleur, parfois très vive, ne disparaissait entièrement qu'avec toute trace de tuméfaction. Des taches violacées plus ou moins étendues, d'une grande ténacité, indiquaient encore, pendant un temps assez long, les points du corps qu'avait attaqués l'éruption, laquelle était toujours accompagnée d'un état général adynamique, nécessitant les émèto-cathartiques d'abord, les toniques ensuite.

Colique sèche.

Cette cruelle affection peut être regardée comme l'une de celles dont la nature essentielle et le traitement ont le plus exercé la sagacité des médecins. Rien ne prouve mieux, du reste, l'incertitude qui a régné et règne encore à cet égard, que les dénominations variées qu'on a tour à tour imposées à la maladie. Colique nerveuse, colique végétale, colique de Poitou, colique bilieuse, rhumatique, tout cela a servi à désigner la même impression ou manifestation morbide, et, sans contredit, le nom de colique sèche, ainsi que l'a soutenu dans sa thèse, notre collègue et ami bien regretté, le docteur Barthe, nous paraît l'expression la plus heureuse, en ce sens, qu'elle donne immédiatement idée des deux symptômes dominants de l'affection, la constipation opiniâtre, et la douleur abdominale. Mettant de côté le tableau symptomatologique, que l'on trouve d'ailleurs assez invariablement tracé dans la plupart des monographies qui ont traité le sujet, nous abordons en première ligne la partie étiologique, bien digne de quelques observations.

Les causes tour à tour assignées à la colique sèche, sont multiples. On y voit figurer les boissons fermentées, alcooliques, les émanations métalliques, les fruits verts, l'humidité, la fraîcheur des nuits, les changements brusques de température, etc. ; ces derniers seuls ont paru nous rendre un compte assez satisfaisant de la maladie sur rade de Papéété, ce que nous allons tâcher de démontrer, en faisant remarquer sans plus tarder, *que cette douloureuse affection n'a jamais éclaté primitivement à terre, qu'elle a toujours sévi à bord des navires, et cela, avec d'autant plus d'intensité, que ces navires étaient mouillés plus loin de la grève; enfin, qu'en thèse générale, elle s'est montrée de préférence, après l'hivernage, c'est-à-dire pendant la saison des nuits fraîches.* Élucidons ces divers points de l'étiologie.

L'action des boissons fermentées ou acides ne saurait être regardée comme source essentielle de la colique sèche, du moins à Papéété. Les boissons destinées aux équipages et aux militaires de la garnison, sont puisées dans une même manutention. Durant certaines épidémies, on les a goûtées, analysées, comparées, et toujours, sans pouvoir y découvrir quelque chose de particulier. *Ces boissons étant de même origine, de même nature, l'affection, si elles en étaient la cause, devrait sévir à terre, ce qui n'a pas lieu* (1).

Les excès alcooliques n'entrent également pour rien dans la production de la maladie, du moins comme cause déterminante et primitive. S'il en était autrement, nous pourrions soutenir, sans nous écarter de la vérité, que les neuf dixièmes de la garnison seraient toute l'année à l'hôpital pour la colique sèche, *d'où la nécessité dans l'établissement de deux à trois cents lits !*

Nous rejetons également du cadre étiologique, l'intoxication métallique, celle du plomb en particulier, et donnons à l'appui de notre réfutation le seul fait suivant : *Il est à Papéété plusieurs hommes attachés au génie qui, depuis un temps plus ou moins long, sont exclusivement affectés à la peinture des établissements de la*

(1) Si les nombreuses falsifications dont le commerce se rend souvent coupable, occasionnaient la maladie, c'est surtout au sein de la garnison et des colons que la colique sèche devrait se manifester !

Colonie. Or, ces ouvriers n'ont éprouvé que dans quelques circonstances assez rares, les symptômes de la colique dite des peintres. Nous en dirons autant des ouvriers civils qui exercent la profession de peintres ou de barbouilleurs.

En mentionnant cette dernière circonstance, nous ne prétendons nullement nier l'action du plomb comme source de colique, loin de nous une pareille idée. Nous tenons seulement à démontrer que, sur rade de Papéété l'affection n'est pas due à l'intoxication saturnine, ainsi que quelques médecins ont cru pouvoir l'avancer (1).

Les changements brusques de température, le refroidissement subit de l'enveloppe cutanée, telles sont, à nos yeux, les véritables causes déterminantes, sous l'influence desquelles paraît éclater l'entéralgie rhumatismale. Nous allons tâcher d'appuyer par des faits cette manière de voir, qui est, du reste, celle de plusieurs de nos collègues.

Parmi les malades traités à l'hôpital de Papéété pour la colique sèche, parmi ces malades, disons-nous, figurent en grand nombre des hommes qui, par la nature de leur profession à bord des navires, se trouvent les plus exposés aux alternatives répétées de chaud et de froid. Nous citerons à ce sujet les mécaniciens, les chauffeurs, les cuisiniers, marmitons, coqs, cambusiers, magasiniers et caliers. Ces marins travaillant la plupart du temps dans le faux-pont, sont évidemment soumis durant la plus grande partie de la journée, à l'action d'une haute température engendrée par les fourneaux, les cuisines et un milieu ambiant, au sein duquel l'air est le moins renouvelé. Pour atténuer les effets d'une température aussi accablante, à laquelle vient du reste s'ajouter celle du climat, ces hommes ont recours à des vêtements légers qu'ils négligent, la plupart du temps, de remplacer par le drap ou la laine

---

(1) En 1859, la frégate la *Sirène* éprouva une épidémie sérieuse de colique sèche. Gautreau, chirurgien-major du navire, ne put admettre la possibilité d'une intoxication par le plomb.

à l'approche de la nuit, alors que le thermomètre descend rapidement, sous l'influence de la brise de terre. Ils montent sur le pont avec ces vêtements, s'exposent en outre à des courants d'air dont la fraîcheur arrête également et d'une manière subite la transpiration cutanée et sont pris de colique sèche.

En admettant les changements brusques de température comme cause déterminante la plus probable, sinon la plus logique de l'affection, il n'en est pas moins vrai qu'il reste encore à trouver la cause occulte, prédisposante, en vertu de laquelle, par une espèce d'électivité, se développe ici l'entéralgie, la névrose *sui generis* de l'intestin, alors que la même cause déterminante engendre, sous un autre climat, un rhumatisme articulaire, une pleuro-pneumonie, et jamais une colique sèche. S'il nous était accordé de formuler une opinion à ce sujet, nous serions peut-être porté à chercher la cause prédisposante dans l'organe ou l'appareil qui fonctionne le plus sous les différentes zones, au sein desquelles l'homme de mer est appelé à vivre.

N'est-ce pas dans les pays froids et humides que l'on constate surtout l'inflammation du poumon et de la séreuse qui en forme le sac? Eh bien! si la physiologie nous dévoile toute l'énergie de l'appareil respiratoire dans ces latitudes, la même science ne nous décèle-t-elle pas, dans les pays chauds, le surcroît d'activité de la glande hépatique, cet annexe immédiat de l'intestin, dans lequel est versé du reste le liquide hypersécrété? Cette hypersécrétion biliaire ne peut-elle développer dans le duodénum un degré de stimulus tel, que l'appareil intestinal se trouvera réellement prédisposé aux impressions morbifiques, d'où les diarrhées bilieuses des pays chauds, les fièvres continues, intermittentes, rémittentes, de même nature, d'où, pour la question qui nous occupe, l'entéralgie rhumatismale éclatant sous l'influence d'une cause qui aurait engendré ailleurs la congestion, l'hypérémie de l'organe de l'hématose. Ajoutons comme corollaire que la pleuro-pneumonie est rare à Taïti. En quatre ans nous n'en avons réellement observé que quelques cas, et nous devons même ajouter à cet égard, que sur ces quelques cas, plusieurs figurent comme complications de fièvre typhoïde (congestions passives).

D'un autre côté, la part qui revient au système hépathique dans la symptomatologie de la colique sèche, ne saurait être méconnue ou négligée. Les accès de cette cruelle affection sont, en effet, constamment annoncés par la teinte ictérique de la peau et des conjonctives, l'enduit limoneux de la langue, des nausées, des vomissements, en un mot par une véritable cholémie ; et nous verrons bientôt, à propos du traitement, que la médication vomitive doit constituer la première prescription thérapeutique.

La colique sèche des régions intertropicales, peut donc être considérée comme une manifestation morbide névrosique de nature essentiellement rhumatismale. Elle siège dans les éléments musculaire et nerveux de l'intestin, retentit constamment, surtout dès le début, sur la glande hépatique, c'est-à-dire sur le viscère abdominal qui fonctionne le plus dans ces régions, et qui devient à la fois cause et effet : cause, en ce sens que l'hypersécrétion apporte à l'intestin grêle ce stimulus qui prédispose aux maladies de la portion sous-diaphragmatique du tube digestif ; effet, par la congestion qui envahit l'organe, sous l'influence du spasme duodénal.

En refusant aux boissons alcooliques le rôle primitif que quelques médecins ont voulu leur faire jouer, nous avons cherché à prouver une seule chose, à savoir que ces boissons ne constituent pas le *sine quâ non* de la maladie. Ajoutons maintenant qu'une fois cette dernière engendrée par la cause essentielle que nous avons cru lui attribuer, les excès alcooliques prédisposent sans contredit à de nouveaux accès, dont ils ne sont que le prétexte. Nous en dirons autant des excès de table, et de l'alimentation trop animalisée.

De la répétition plus fréquente des accès ou attaques de colique sèche, sous l'influence des spiritueux, découle une nouvelle preuve touchant le rôle de l'appareil biliaire dans l'étiologie de la maladie. Qu'il nous suffise de rappeler à ce sujet la large part que prennent ordinairement les alcooliques dans la production des maladies de foie, notamment au sein de la plupart de nos colonies !

Ce qui se passe dans une attaque de colique sèche se résumerait donc, anatomiquement et physiologiquement parlant, en un spasme de l'intestin dont la tunique musculaire aurait perdu son mouvement péristaltique, après s'être contractée sur elle-même, de manière à intercepter le libre cours aux matières contenues dans l'organe élaborateur des aliments. Dans cette contraction, dans ce resserrement de l'élément musculaire, résident sans doute les atroces douleurs qui arrachent des cris aux malades, douleurs dont le point de départ est dans le plexus solaire du grand sympathique, mais qui pourront retentir plus tard sur l'axe cérébro-spinal lui-même ; d'où les paralysies, les encéphalopathies, les accès épileptiformes et les congestions séreuses, mentionnés par tous les auteurs qui ont étudié la marche et les terminaisons de l'affection.

Sous l'influence du spasme intestinal, la bile ne suit plus son trajet habituel. Accumulée, elle irrite le point du tube digestif (2e portion du duodénum) qui la recèle, y détermine probablement le mouvement anti-péristaltique qui la refoule dans l'estomac et, c'est de ce dernier viscère, non habitué à la présence du produit sécrété de la glande hépatique, que tirent leur source les nausées et les vomissements qui caractérisent toujours le début des accès. Enfin, c'est à l'absorption du fluide biliaire que remonte la teinte subictérique observée parfois à toute la surface du corps, et dans tous les cas, à la face dorsale de la langue et aux conjonctives.

Comment expliquer maintenant l'absence complète de la colique sèche au sein de la garnison et parmi les personnes de la colonie qui vivent à terre, la plupart sur le littoral et à une faible distance du mouillage des navires? Serait-ce, ainsi que l'a avancé dans sa thèse un de nos collègues, en vertu de l'humidité à laquelle donnent lieu les nombreux ruisseaux qui entourent les habitations et les casernes? Nous n'oserions soutenir une pareille hypothèse. Reconnaissons néanmoins qu'à Papéété les nuits sont excessivement humides ; il est rare que l'observation hygrométrique, prise à 10 heures du soir à l'aide du psychromètre d'August, donne moins de 85 à 90. L'air est-il plus sec, plus vif, plus pénétrant à bord des navires? Des observations suivies et rigoureuses, pourront seules résoudre le problème et permettre d'établir des comparaisons thermo-hygrométriques, qui rendront sûrement service à la science.

Nous terminerons ces considérations étiologiques sur la colique sèche par deux remarques assez importantes, également surgies de l'observation sur les lieux, remarques qui sont loin, hélas! d'élucider entièrement le point de la question que nous venons de traiter. Et d'abord, à quelle circonstance particulière faut-il attribuer l'absence presque complète de la maladie, durant plusieurs années consécutives? D'un autre côté, comment se rendre compte de la répétition des accès chez des sujets qui, primitivement frappés à bord des navires, ont immédiatement quitté ces derniers pour fixer leur résidence à terre, et n'en ont pas moins continué pour cela à être pris de colique sèche, à certaines époques? Voilà sans contredit deux incidents étiologiques assez embarrassants, et dont nous avons vainement cherché la solution. De 1853 à 1854 ont eté traitées dans l'hôpital de Papéété bon nombre de coliques sèches. De 1854 à 1857, les cas sont devenus rares. On a interrogé à ce sujet les observations météorologiques, on a comparé les résultats fournis par le thermomètre, le psychromètre et l'udomètre, sans qu'il ait été possible d'y saisir quelque phénomène particulier susceptible de mettre sur la voie.

S'il est vrai que des malades, qui avaient quitté leur navire pour séjourner à terre, se livraient le plus souvent à des excès de table ou de boissons, il n'en est pas moins certain que beaucoup d'autres observaient d'une manière rigoureuse les règles de l'hygiène, et n'en ont pas moins été repris pour cela, quoique d'une manière moins intense et à de plus longs intervalles que les premiers. Nous citerons à cette occasion un convalescent renvoyé en France, qui nous répétait sans cesse qu'il n'avait point d'appétit, que les aliments ne franchissaient qu'avec peine l'isthme du gosier, et qui mangeait pourtant à toute heure du jour et de la nuit, dévorant la plupart du temps les substances alibiles les plus indigestes, telles que les homards, dont il emplissait son vaste estomac. Les accès qu'essuya ce malade, primitivement à bord de l'*Artémise* et plus tard à Papéété, furent très douloureux, fréquents et de longue durée.

Les médications que nous avons tour à tour et quelques fois simultanément déployées pour juguler la colique rhumatismale, ont été *préconisées* dans les monographies s'adressant à cette affection. Emétiques, purgatifs, narcotiques, narcotico-âcres, anti-spasmodiques, etc., tout cela a été expérimenté sur une assez grande échelle, et nous a suggéré les conclusions suivantes.

L'émétique ou l'ipécacuanha, à dose vomitive, doivent toujours entrer en première ligne dans le traitement de la colique sèche. Les symptômes du début de l'accès conduisent par induction à cette médication primitive, et, ici encore, les résultats cliniques confirment ce que la logique avait suggéré.

L'expérience nous a en effet démontré que les purgatifs administrés, le premier jour de la maladie, dans l'indication formelle de combattre et de surmonter la constipation opiniâtre qui en forme le cachet, ne sont jamais tolérés, et que dès lors le but thérapeutique que l'on poursuit, est rarement atteint. Abattre dès le principe l'orgasme biliaire, la cholémie, qui ne manquent jamais, telle est, nous le répétons, la première indication thérapeutique à remplir, et on y arrive à l'aide des vomitifs.

Des lavements simples, ou mieux rendus laxatifs par addition d'huile de ricin, de manne, de séné, etc., doivent être prescrits en même temps que l'émétique ou l'ipéca (l'émétique agit parfois, et très heureusement, comme éméto-cathartique).

Les purgatifs donnés par la bouche ne conviennent qu'après que l'élément bilieux a été dégagé. Nous avons tour à tour essayé à cet égard l'huile de ricin, celle de croton-tiglium, le jalap, le calomel, les sels anglais, etc. L'huile de croton, à la dose de 2 à 3 gouttes (en pilules, une toutes les heures) et l'huile de ricin, nous ont paru atteindre le plus sûrement et le plus promptement le résultat cherché ; nous leur donnons donc la préférence. Nous avons constamment rencontré dans le calomel un agent infidèle, inconstant, lent dans son action, et dont l'administration est souvent suivie, surtout à Taïti, d'une stomatite intense et très tenace.

Les atroces douleurs abdominales qui constituent un des principaux symptômes de la colique sèche, n'ont pu qu'attirer l'attention des médecins. Ces douleurs sont en effet, pour le malade, une véritable torture, qui, persistant pendant plusieurs jours, ne laisse que quelques minutes de répit.

Les opiacés ont été nécessairement prescrits contre l'élément douleur, soit seuls et à haute dose, soit à doses ordinaires, et unis ou associés aux purgatifs. En les administrant seuls et à haute dose, on a eu pour but d'attaquer le spasme intestinal ou la névrose auxquels se rattacherait la maladie tout entière. Dans le second cas, on n'a demandé à ces agents de la médication stupéfiante, que l'indication secondaire de calmer la névropathie, tout en cherchant à ramener par les purgatifs le mouvement péristaltique, à la faveur duquel sera rétabli le libre cours des matières. Nous avons eu recours aux deux méthodes, et la première ne nous ayant donné que des insuccès, nous lui avons préféré la seconde, c'est-à-dire la médication mixte, association des purgatifs et des narcotiques, joignant à ces derniers quelques antispasmodiques, particulièrement l'éther sulfurique. Les narcotico-âcres, la belladone surtout, vu son action physiologique élective sur la fibre musculaire, ont été de leur côté administrés par beaucoup de praticiens. Nous nous sommes constamment assez bien trouvé des frictions abdominales faites, soit avec l'extrait pur de la solanée précitée, soit avec une pommade dans l'incorporation de laquelle entraient à la fois l'extrait d'atropa, le camphre et le chloroforme.

Les bains généraux tièdes, prolongés, répétés, nous ont paru aussi amener quelque soulagement, en provoquant une détente favorable, bien susceptible de hâter la terminaison des accès. Nous avons rencontré en eux de puissants sédatifs, dont il faut pourtant toujours seconder l'action à l'aide des autres médications.

C'est en insistant sur la plupart de ces médications, c'est en les associant, en les combinant, en les répétant, que l'on finit par dompter le spasme intestinal, constituant l'élément essentiel de la maladie, spasme qui malheureusement ne se joue que trop souvent, pendant plusieurs jours, de nos efforts, de notre persévérance ; condamnant ainsi à une souffrance presque continue, et durant tout l'accès, le malheureux qui se débat sous ses étreintes.

Cette scène prolongée de douleur ne saurait être rendue et exprimée par des mots. Il faut en avoir été témoin pour s'en faire une juste idée, il faut l'avoir éprouvée, me disait un ami et collègue, et, c'est en présence d'une pareille torture, c'est après avoir épuisé les moyens thérapeutiques ordinaires, après avoir frappé à toutes les portes de la matière médicale, que nous eûmes l'idée de recourir à la méthode anesthésique, à l'éthérisation intestinale par le rectum.

Nous nous servîmes à cet effet d'un simple appareil de Charrière, modifié en ce seul sens que l'embout de l'instrument était remplacé par un tuyau de clysopompe. Le récipient chargé d'une quantité suffisante d'éther sulfurique, fut plongé dans une cuvette contenant de l'eau presque bouillante. Sous l'influence de cette température, l'éther volatilisé se rendait dans le tube, et conséquemment dans tout l'intestin, par le rectum.

La première fois que nous eûmes recours à la médication anesthésique sous-intestinale, nous administrâmes presque en même temps une émulsion contenant 45 grammes d'huile de ricin et 1 gramme d'éther. Notre but, dans cette double médication, était évidemment de combattre l'élément douleur et le spasme de l'intestin (éthérisation) ; de déterminer consécutivement le mouvement péristaltique de cette partie du tube digestif, alors tombée dans le relâchement et propulser ainsi les matières fécales. (Huile de ricin).

Le premier essai fut couronné d'un plein succès. La médication mixte avait reçu son exécution vers 8 heures du matin, sitôt après la visite. Au bout de quinze minutes les douleurs avaient entièrement cessé, on pouvait presser en tout sens l'abdomen sans provoquer la plus petite souffrance. L'émulsion purgative parfaitement tolérée (un vomitif avait été donné la veille) opérait ses effets à 11 heures. A 9 heures du soir six selles copieuses avaient été notées, et dès ce moment le malade entrait en convalescence et quittait l'hôpital au bout d'une semaine. Depuis cette époque (juillet 1854), plusieurs autres malades furent soumis à la même thérapeutique, et, s'il ne nous est pas donné d'avancer que dans ces nouveaux cas, nous avons été aussi heureux que dans le premier, nous pouvons néanmoins conclure de nos essais ultérieurs, que constamment la douleur a été, sinon entièrement supprimée, du moins rendue très supportable, résultat bien consolant pour un patient, auquel cette douleur arrache ordinairement les cris les plus déchirants (1).

Ajoutons ici, pour ne rien oublier, que dans quelques circonstances, durant le même accès de colique sèche, nous nous sommes vu dans l'obligation de revenir plusieurs fois à l'éthérisation sous-intestinale, ce qui était motivé par la réapparition de la douleur, et conséquemment du spasme, qui n'avait cédé que temporairement aux vapeurs anesthésiques. Il importe conséquemment d'insister sur ces dernières, tant que le génie morbifique exerce son influence. Disons enfin, que bien que la constipation n'ait pas été constamment vaincue d'une manière aussi prompte que chez le malade, dont nous avons résumé avec quelques détails, l'observation clinique ; le plus souvent, toutefois, les selles ont repris leur libre cours du second au troisième jour. La médication anesthésique ne saurait exclure les autres médications. Nous lui avons toujours associé les potions antispasmodiques à l'éther, à l'extrait thébaïque ou d'atropa, mais nous ne pouvons regarder ces derniers agents thérapeutiques, que comme de simples adjuvants, accordant la plus large part,

(1) Les cas rares de colique sèche, observés de 1854 à 1857, ne nous ont point permis, du reste, d'expérimenter la méthode anesthésique comme nous l'aurions désiré.

dans les résultats obtenus, à l'éthérisation sous-intestinale, soit pour l'anéantissement de la douleur, soit pour la diminution de durée des accès.

Ce qu'il est bien important de ne jamais perdre de vue dans la question du traitement de la colique sèche, c'est sans contredit l'enchaînement des indications médicales, qui découlent de l'analyse essentielle de la maladie, indications auxquelles nous nous sommes attaché d'une manière toute particulière, et qui peuvent être ainsi résumées :

1° Attaquer dès le début, l'élément biliaire (vomitif) ;

2° Combattre le spasme de l'intestin et la douleur (éthérisation) ;

3° Provoquer le mouvement péristaltique propulseur des matières (purgatifs).

La convalescence, les soins hygiéniques dont il faut entourer les malades qui ont été frappés de colique sèche, réclament la plus grande surveillance. Le régime lacté, le poisson, les viandes blanches, devront former, pendant quelque temps, toute l'alimentation. Les substances d'une digestion longue et difficile seront absolument proscrites. Nous citerons parmi ces dernières, la viande de cochon, les homards, les crevettes, l'ananas, les sardines à l'huile. Les alcooliques, quels qu'ils soient, entreront dans la même proscription.

Nous avons souvent recommandé avec avantage le port d'une ceinture de flanelle recouvrant tout l'abdomen, les bains généraux tièdes, simples, ou savonneux.

Quelques sujets éprouvent généralement, dans l'intervalle des accès, des épreintes entéralgiques intermittentes, accompagnées la plupart du temps d'élancements dans les articulations ou dans les muscles de la vie animale. (Pleurodynie, lumbago). Les médicaments qui dans ces circonstances ont le mieux répondu à notre attente ont été : la poudre de Dower (0,50 matin et soir), le sous-nitrate de bismuth associé à la magnésie décarbonatée, l'éther sulfurique, de légères doses d'extrait thébaïque ou de belladone.

Angines, Laryngites, Bronchites, etc.

C'est également durant la saison des nuits fraîches que se montrent en assez grand nombre, les hypérémies de la muqueuse pharyngo-pulmonaire, dont les plus communes sont l'amygdalite, et la laryngo-bronchite.

Pendant tout notre séjour, nous n'avons pas observé un seul cas de véritable croup. Deux enfants atteints de laryngite striduleuse (croup de quelques charlatans) guérirent rapidement sous l'influence d'un vomitif, (administré surtout comme perturbateur) et des anti-spasmodiques.

Ce que nous venons de dire touchant la laryngite-couenneuse peut être appliqué à la coqueluche. La fraîcheur, l'humidité atmosphérique ne constituent donc pas le *sine quâ non* de la production de ces deux maladies, dans l'étiologie desquelles existe évidemment quelque chose d'occulte, que nous n'avons pas encore pu saisir, et conséquemment déterminer d'une manière précise et rigoureuse.

C'est au sein de la population indigène, que les bronchites offrent leur plus grande intensité, et se font remarquer par leur durée, ce dont on se rend facilement compte en interrogeant les habitations de ces insulaires, simples cases en tige de bourao, construites au niveau même d'un sol toujours humide et ouvertes à toutes les brises, contre l'action desquelles ne garantissent que très imparfaitement des nattes intérieures.

Avec ces bronchites coïncide nécessairement, dans la tribu taïtienne, l'exaspération du tubercule pulmonaire, et nous verrons bientôt que la phthisie est une des affections qui portent le plus grand coup à cette tribu.

Une remarque assez intéressante, sous le double rapport du diagnostic et de la thérapeutique, a trait à l'angine tonsillaire que nous avons souvent trouvée compliquée de stomatite erythémateuse, voire même d'ulcérations ayant leur siége dans la muqueuse du voile du palais et de ses piliers, ulcérations qui pourraient dans certains cas, en imposer pour des accidents syphilitiques secondaires, surtout quand on les rencontre sur des malades déjà traités pour des accidents primitifs. Cette stomatite cède la plupart du temps à la cautérisation superficielle par le nitrate argentique et aux gargarismes émollients. Nous avons toujours eu recours à cette simple médication, même dans les cas douteux, attendant, pour commencer un traitement général spécifique, que l'affection se fût dessinée avec son cachet pathognomonique.

Ce que nous avançons pour les exulcérations palatines, s'adresse encore aux cryptes muqueux des tonsilles, à ces espèces de cul-de-sac de la glande qui, dans la congestion inflammatoire, se recouvrent ordinairement d'une couche grisâtre, qu'un examen superficiel et l'oubli de la structure intime de l'amygdale, pourraient faire prendre pour des ulcérations.

On nous reprochera peut-être de nous arrêter un peu trop sur un point de diagnostic, qui, le plus communément, n'offre pas de grandes difficultés, mais nous dirons à ce sujet, que dans un pays où le protée syphilitique marche vaillamment en tête de la pathologie, ces observations avaient droit à une annotation particulière. La saison pendant laquelle se manifestent les angines et les laryngo-bronchites, est aussi celle des ophthalmies catharrales, des otites, des névralgies et des douleurs rhumatismales. Un fait clinique, qui trouve ici sa place, est la rareté du rhumatisme articulaire aigu, pyrétique, envahissant successivement la plupart des articulations. Nous ne l'avons réellement rencontré que trois fois. Il n'en est pas de même du rhumatisme musculaire, dont la fréquence a contrasté d'une manière frappante avec la rareté du premier.

Syphilis.

Nous voilà arrivé à l'affection virulente qui a produit et qui exerce encore aujourd'hui les ravages les plus étendus et les plus désastreux au sein de Taïti ; il n'en pouvait être autrement.

Que l'infectieux morbifique, sur lequel on n'a pas encore tout dit, ait été importé par les équipages de Cook ou de Bougainville, (Rienzi penche pour le dernier), il n'en est pas moins vrai qu'il a largement contribué à décimer la population indigène, laquelle sera bientôt réduite à une population flottante, incessamment alimentée par les îles voisines du protectorat français (1).

Nous pouvons avancer, sans crainte aucune d'être taxé d'exagération, qu'une bonne moitié de la tribu taïtienne est actuellement sous le coup de l'infection spécifique, sans en excepter la famille royale, les descendants de Pomaré, dont plusieurs membres ont déjà été moissonnés par les transformations ou dégénérescences successives de la maladie virulente, passée à l'état constitutionnel diathésique. Cette syphilis constitutionnelle, transmise par voie de génération, est bien facile à expliquer. La tribu taïtienne, en effet, comme bien d'autres insulaires de l'Océanie, a toujours possédé certains remèdes tirés du règne végétal ; que l'expérience, le hasard, la superstition peut-être, lui ont donnés comme recélant des propriétés thérapeutiques vis-à-vis de quelques maladies, au nombre desquelles figure la blennorrhagie. Le mélange qu'ils emploient contre cette dernière, paraît consister dans un violent drastique, dont l'action serait aussi prompte qu'efficace. C'est là leur copahu, leur poivre à queue, et dès l'instant que nous ignorons à peu près

(1) Nous ne saurions trop nous appesantir et arrêter l'attention sur cette population flottante, qui a dû être et sera toujours une cause d'erreur dans les recensements opérés à diverses époques, par l'administration locale.

encore le *modus curandi* de ces derniers agents de la matière médicale, quoi d'étonnant que le mélange drastique précité possède, à l'instar de nos révulsifs et de nos substitutifs, cette propriété occulte qui a tant exercé notre sagacité.

Nous reconnaissons donc que le Taïtien a entre ses mains le spécifique de la blennorrhagie simple, mais ajoutons bien vite qu'il ignore entièrement la véritable nature et les terribles conséquences des accidents syphilitiques proprement dits. L'ulcère primitif, le chancre huntérien, sont pour lui une affection tout à fait locale, et il les traite comme tels. Application de quelques simples, bains généraux, compression du bubon à l'aide d'un galet, telle est en peu de mots toute la médication indigène. Il n'est tenu aucun compte de l'infection générale qui éclatera inévitablement au bout de quelques mois, et il n'en saurait être autrement, puisqu'il n'existe sur cette infection générale la plus petite notion. Le chancre cicatrisé, le bubon aplati ou fermé, après suppuration, tout doit être irrévocablement fini.

Voilà donc la syphilis constitutionnelle solidement établie. La voilà transmise de père en fils, et subissant à la longue, cette série de dégénérescences successives, qui entreront pour la plus large part dans l'évolution de deux nouvelles diathèses de la plus haute gravité : nous avons nommé le scrofulisme et la tuberculose.

Dans son savant Traité des maladies vénériennes, Ricord avait déjà émis cette opinion touchant la transformation de la syphilis constitutionnelle en diathèse scrofuleuse. Ce qu'avait alors avancé l'éminent syphiliographe, nous a paru en tout point confirmé par les faits observés à Taïti : ophthalmies *sui generis*, otorrhées, adénites cervicales, ulcérations disséminées, etc., telles sont les lésions, les altérations somatiques que l'on rencontre sur un bon nombre d'enfants ; triste et fatal héritage légué à ces infortunés par les auteurs de leurs jours. Vient-on à interroger les parents, dans le but de remonter à l'étiologie, la plupart vous répondront naïvement qu'ils ont été atteints d'ulcérations aux organes sexuels, d'engorgements inguinaux, d'écoulements rebelles, et que tout cela a fini par disparaître à la longue, pour faire place un peu plus tard à des végétations, à des ulcères secondaires, aux plaques muqueuses, enfin aux altérations du système osseux.

Tel est en réalité l'affligeant tableau de l'état des choses, état dont on peut avoir du reste une idée très exacte, en rappelant les paroles suivantes sorties de la bouche des Mutoïs (agents de la police taïtienne), quand il fut question de séquestrer et de soumettre à des traitements rationnels, les femmes indigènes frappées de syphilis. Ces agents ayant reçu l'ordre de conduire à la visite les Taïtiennes déclarées par nos marins, répondirent avec une grande naïveté : Si c'est pour la vérole (te tona) que l'on va arrêter ces femmes, il faudrait emmener à l'hôpital toutes les Taïtiennes !!

Que faire pour remédier à cette triste dégradation de l'espèce humaine? Ici se présentèrent naturellement deux questions :

1° Poursuivre le fléau dévastateur, partout, et dans ses divers modes de manifestation.

2° S'attacher purement et simplement à combattre les accidents réellement contagieux, inoculables, transmissibles par le rapprochement des sexes, ceux en un mot qui compromettent d'une manière prochaine la santé de nos équipages et de nos soldats.

L'application de la première mesure, s'adressant essentiellement à la syphilis constitutionnelle, fut bien vite reconnue impraticable. Il aurait été en effet indispensable, pour arriver au résultat désiré, de soumettre les sujets infectés des deux sexes, à un traitement complet par les préparations iodo-hydargyriques, les astreindre à un régime hygiénique convenable, les soustraire aux excès sans nombre passés aujourd'hui à l'état d'habitude, les avoir pour cela presque incessamment sous ses yeux. Or, quiconque a tant soit peu fréquenté le Taïtien du protectorat, avouera, sans hésiter, l'impossibilité absolue d'atteindre un pareil but. Le Taïtien, quelle que soit la maladie qui vient de l'atteindre, veut être guéri en peu de jours. Ce temps passé, il suspend généralement toute médication rationnelle, et se sépare de vous, pour tomber entre les mains des charlatans (on rencontre ces gens-là dans tous les pays du globe), jusqu'au jour où il se couchera pour ne plus se lever. Alors seulement, quand le mal sera au-dessus des ressources de l'art, l'Indien mettra parfois en vous toute sa confiance, mais malheureusement il ne sera plus temps.

Un fait de ce genre se passa en 1856, dans la personne du fils aîné de la reine Pomaré, le jeune Ariihaué, l'héritier présomptif de la couronne. Ce garçon, à peine âgé de seize ans, nous avait consulté, quelques mois auparavant, pour un gonflement de l'extrémité inférieure du radius droit, accompagné de douleurs ostéocopes caractéristiques. Ayant puisé tous les renseignements qui nous parurent nécessaires, pour établir un diagnostic certain, nous apprîmes bien vite que Ariihaué avait été frappé de plusieurs affections syphilitiques auxquelles il n'avait opposé aucun traitement spécifique, et nous nous empressâmes de prescrire les préparations de Puche et l'iodure de potassium. Sous l'influence de la médication rationnelle, la tuméfaction du radius diminua rapidement, trop rapidement peut-être, car au bout d'une vingtaine de jours, le fils de la reine, se considérant comme radicalement guéri, cessa brusquement le traitement altérant auquel nous l'avions soumis, se livra sans aucun doute, au sein de la cour, à des excès vénériens répétés, et ne vint ultérieurement réclamer de nouveau nos soins, que quand il se sentit frappé de phthisie pulmonaire et abdominale (Carreau), parvenue à la période de ramollissement. Cet état n'avait plus de médication possible, et un mois plus tard, Ariihaué avait cessé de vivre. Un an avant, avait succombé à la même affection, engendrée par une cause identique, Aïmata, nièce et fille adoptive de Pomaré, fiancée de l'héritier présomptif.

La seconde question, ayant trait à la conjuration des accidents syphilitiques transmissibles, par le rapprochement des sexes, put être attaquée et résolue avec plus de succès. Elle touchait, nous l'avons dit, immédiatement, à la santé de nos hommes, et devait tendre à les préserver le plus possible des accidents primitifs et de quelques accidents secondaires, dont l'élément contagieux est mis aujourd'hui hors de doute. Elle était à la fois curative et prophylactique. Aussi lui donnerons-nous tous les développements dont elle nous a paru susceptible.

Une première et désolante vérité que nous sommes obligé d'émettre à ce sujet, c'est que la plupart des accidents syphilitiques contagieux, sont inoculés aux femmes de Taïti par les équipages des navires de commerce, surtout les américains. La rade de Papéété est en effet fréquentée par de nombreux bâtiments venant de San-Francisco, Sydney et Valparaiso, et c'est au sein de ces navires que gît la principale source de l'infection virulente. Que l'on n'accuse pas nos bâtiments de guerre, attendu que leurs équipages sont réglementairement visités par les chirurgiens-majors, et que les marins reconnus malades sont, suivant la gravité du cas, traités et consignés à bord, ou dirigés sur l'hôpital de la colonie. La mesure appliquée à la flotte s'étend à la terre, dans nos casernes, où des visites hygiéniques ont également lieu, et le plus souvent par surprise, c'est-à-dire à des jours et même à des heures qui ne sont connus d'avance, que par les chefs de corps. On nous objectera sans doute, que dans l'intervalle de ces visites, des accidents peuvent éclater et conséquemment être transmis. Nous récusons le fait comme règle générale, et ne l'admettons qu'à titre de très rare exception, par la raison que le soldat, qui dans l'intervalle des visites voit éclater chez lui, l'urétrite, l'ulcération primitive, le bubon, n'hésite point à se rendre immédiatement à la visite, et cela pour deux motifs qu'il est facile de comprendre. Le premier, c'est qu'avec une semblable affection, il n'est guère permis de faire un service actif. Le second, c'est qu'une punition attend le malade à sa sortie de l'hôpital, quand il est dûment constaté que les accidents existaient depuis plusieurs jours, sans avoir été déclarés.

Ainsi, et nous nous faisons un devoir d'y insister, la syphilis est le plus souvent, même presque toujours communiquée aux insulaires par les équipages des navires de commerce. Ajoutons toutefois, pour ne rien omettre, qu'il existe dans l'île, particulièrement à Papéété, une deuxième source d'infection, tout aussi puissante que la première (de laquelle elle dérive du reste en majeure partie), nouvelle source alimentée par une immorale légion de vagabonds, qui croupissent dans le libertinage, vivant de rapine et d'escroquerie, constamment sous le coup des excès alcooliques et du virus vénérien.

Pour atteindre le mal à sa racine, il serait évidemment nécessaire que l'on pût contraindre à une visite sanitaire rigoureuse, les équipages des navires marchands qui mouillent sur rade de Papéété, surtout ceux qui proviennent directement de San-Francisco, Valparaiso, Sydney, et séquestrer, c'est-à-dire retenir à bord ou à l'hôpital, jusqu'à complète guérison, les sujets infectés. Il faudrait encore expulser de l'île cette cohorte de vagabonds que nous avons suffisamment stigmatisée. Il importait enfin de soumettre à un traitement spécifique les femmes indiennes atteintes d'accidents transmissibles. Cette dernière mesure fut résolue, sur nos instances, par l'établissement d'un Dispensaire, qui, dans l'espace de 3 ans, reçut 190 malades, et dont les heureux résultats furent attestés par une diminution de près de moitié dans le chiffre des vénériens entrés à l'hôpital durant la même période de temps.

Quand le Dispensaire eut été décidé (octobre 1854), l'hôpital de Papéété renfermait 53 malades, dont 27 syphilitiques ! Les progrès du virus contagieux devenaient menaçants; il était réellement temps de songer à pallier au moins cette affligeante statistique.

Quelques personnes, peu initiées du reste à la distinction pourtant indispensable, des divers accidents par lesquels se traduit l'affection syphilitique, ne virent partout qu'élément contagieux, et, partant de cette fausse idée, regardèrent le moyen prophylactique proposé comme entièrement inutile, à moins, ajoutaient-elles, de mettre en quarantaine et de traiter la majeure partie de la tribu taïtienne.

Nous nous sommes déjà expliqué à ce sujet à propos de la

syphilis constitutionnelle, diathésique, reconnaissant qu'il était absolument impossible d'amender ce terrain. Ce que nous avons voulu, sinon extirper, du moins largement atténuer, c'étaient, nous le répétons, les accidents primitifs et quelques accidents secondaires, en un mot, ceux qui sont transmissibles, propagés, par l'inoculation, par le rapprochement des sexes, et qui pèsent conséquemment d'une manière directe sur nos marins, nos soldats, et nos colons. Eh bien, ajoutons sans plus tarder, que de même qu'il y a au sein de Taïti une légion de vagabonds, semant partout le germe virulent, de même il existe un foyer dominant composé de jeunes insulaires originaires, non seulement de Taïti, mais encore de quelques soulèvements océaniens voisins (Bora-Bora, Huahine, Raïatéa, Tubuaï, les Pomotous, etc.), foyer entretenu surtout par la population flottante, et que c'est au milieu de ce second foyer que se cache de préférence le virus contagieux qui infecte nos nationaux.

Une statistique médicale, recueillie avec le plus grand soin pendant toute une année, nous a en outre permis de constater que le nombre de femmes malades puisées dans ce foyer, n'était pas aussi considérable qu'on aurait pu le croire. L'excellente mesure prise par feu M. le gouverneur Du Bouzet, de faire conduire à la visite les Indiennes ramassées par la police, pour ivresse, tapage, etc., cette bonne mesure nous fournit la statistique précitée, de laquelle il résulta que sur 188 femmes visitées, 46 seulement furent retenues (1).

La moyenne trimestrielle des vénériens admis à l'hôpital de Papéété, avant l'établissement du Dispensaire, s'élevait de 30 à 34. Cette moyenne tomba à 16 durant les 3 ans qui suivirent le Dispensaire, et tout donnait lieu d'espérer que ce chiffre satisfaisant ne pouvait que se maintenir, surtout au jour où les femmes taïtiennes auraient été traitées dans un local réunissant un peu

(1) Il est facile de se faire une idée touchant les ravages que ces 46 vénériennes auraient ultérieurement engendrés au sein de la colonie !

mieux les conditions hygiéniques, que nous avions bien souvent sollicitées de la part de l'Administration supérieure, non seulement pour ce Dispensaire, mais pour l'hôpital tout entier, qui se trouve sur un terrain bas, toujours humide, bien souvent inondé pendant l'hivernage.

La question prophylactique de la syphilis nous paraît suffisamment résolue par les considérations dans lesquelles nous sommes entré et par les résultats d'une période de trois ans. Ainsi que nous l'avons énoncé, le chiffre des vénériens entrés à l'hôpital, dans cette même période, ne fut que la moitié de celui enregistré avant la séquestration des femmes infectées, et ce n'est pas sans satisfaction que nous apprîmes de plusieurs de nos collègues embarqués comme chirurgiens-majors sur les navires de la division de l'Océanie, que le nombre de vénériens, qui se présentèrent depuis à la visite, pendant la traversée de Taïti à Valparaiso ou à la Nouvelle-Calédonie, avait été on ne peut plus restreint. Nous citerons particulièrement à ce sujet la frégate amiral la *Persévérante*, qui, après une station de deux mois sur rade de Papéété, fit voile pour Valparaiso, d'où elle revint au bout de peu de temps. Trois syphilitiques seulement s'étaient déclarés dans les quinze premiers jours de la traversée, ce fut tout.

La dépense occasionnée pour le traitement des Taïtiennes atteintes d'accidents transmissibles, mérite à peine d'être mentionnée. La nourriture leur est fournie par les parents (quand les malades sont de Papéété), ou par les soins de l'Administration qui n'a qu'à détacher quelques prisonniers dans les vallées de l'intérieur de l'île, pour en rapporter abondamment les aliments végétaux qui constituent la base du régime habituel des Océaniens, aliments parmi lesquels figurent surtout le féhi (banane sauvage), le maïoré (arbre à pain), l'igname, le taro, etc. L'État ne cède réellement que les médicaments consistant toujours en sels hydargyriques (bi-chlorure, proto et bi-iodure), dont le coût est très minime, d'autant plus minime que ces préparations spécifiques arrivent directement de France.

Il nous suffira, pour donner un aperçu de cette dépense réelle, nécessitée par le Dispensaire, de reproduire ici ce que nous signalions dans un Rapport trimestriel de la fin de l'année 1855. Le nombre de femmes traitées pendant l'année précitée, s'élevait à 47. La dépense avait été de 350 francs, dont 300 pour l'agent de la police indienne préposé à la garde des malades, et 50 pour les médicaments. Cette dernière somme avait été extraite des registres de M. le pharmacien chargé du service, et nous ne pûmes nous rendre suffisamment compte de son exiguité, qu'en prenant connaissance du prix des préparations hydargyriques nécessaires à un traitement anti-syphilitique. D'un autre côté, nous faisions remarquer, dans le même Rapport trimestriel, que le chiffre des vénériens fournis par la flotte et la garnison, durant la période correspondante, n'avait pas dépassé 69, alors que les registres en mentionnaient 122 pour 1854, époque à laquelle le Dispensaire ne fonctionnait pas encore. La différence entre les deux années était donc de 53, et il ne fallait pas un grand calcul pour établir alors l'économie réelle faite par l'État en 1855, en se rappelant que la journée d'hôpital de nos marins et soldats, à Taïti, reste rarement au-dessous de 6 francs, et que le traitement d'un vénérien dure en moyenne 50 à 60 jours (50 × 6 = 300 francs pour un malade).

Les résultats obtenus en 1856 et 1857 ayant été les mêmes qu'en 1855, c'est-à-dire aussi heureux, il devint impossible de ne point reconnaître les excellents effets d'un établissement dont le but, nous l'avons dit, n'avait pas été parfaitement compris de tout le monde, et cela par ignorance de la *spécificité propre aux divers accidents syphilitiques envisagés sous le rapport de leur transmissibilité.*

Les localisations vénériennes que nous avons eu le plus souvent l'occasion de combattre au sein de l'hôpital et du Dispensaire, ont été, pour les hommes : l'urétrite, le chancre et le bubon d'emblée ; pour les femmes : le chancre et les pustules plates, dites encore plaques muqueuses.

Bon nombre d'urétrites nous ont paru avoir pour cause immédiate, la leucorrhée ou flueurs blanches, affection très rebelle dont se trouvent atteintes beaucoup de Taïtiennes, ce qui dépend essentiellement de l'humidité bien accentuée du climat de Taïti, de l'habitude de prendre tous les jours des bains d'eau douce prolongés, et de la nature de l'alimentation, presque exclusivement composée de féculents.

Ces urétrites seraient, dans la majorité des cas, insignifiantes par elles-mêmes. Quelques soins de propreté, le repos, des injections légèrement astringentes, en auraient certainement raison en peu de temps, et, quand l'écoulement a une tendance marquée à la perpétuité, il ne faut en chercher la raison que dans l'infraction aux règles hygiéniques.

Les moyens qui nous ont le mieux réussi dans la période de chronicité, ont été : les injections d'eau vineuse additionnées de tannin, celles au sulfate de zinc et à l'acétate de plomb (double décomposition), la cautérisation de la muqueuse urétrale avec le porte-caustique de Lallemand, et le vésicatoire à la région périnéale. Nous n'avons eu recours à ces deux derniers agents que dans des blennorrhées évidemment rebelles, dont quelques-unes n'ont même cédé qu'à trois ou quatre cautérisations, séparées par des intervalles de 5 à 6 jours.

Le bubon est un des accidents syphilitiques les plus communs. La bonne moitié de ceux que nous avons observés n'avaient été précédés et ne s'accompagnaient de la plus petite exulcération, soit aux organes sexuels, soit aux membres inférieurs. Nous croyons donc à l'existence des bubons d'emblée (1); nous croyons également à une période d'incubation exceptionnellement prolongée du virus syphilitique. Le fait clinique qui va suivre, est un exemple entre autres, bien remarquable, des deux anomalies en question.

---

(1) Sur 397 vénériens, Errhel enregistra 156 bubons d'emblée ! D'après notre statistique, ce bubon serait aux autres affections syphilitiques :: 2 : 5.

Gallerand a constaté une affection pustuleuse confluente et secondaire trois mois après la guérison d'un bubon d'emblée (*Archives de médecine navale*, 1865, nº 10).

Il s'agit d'un sergent d'infanterie de Marine, âgé de 46 ans, homme d'une conduite irréprochable et aux témoignages duquel nous sommes en droit d'attacher une foi complète. Ce sous-officier vint nous consulter au commencement du mois d'octobre 1855, pour une adénite inguinale double, qui datait de quelques jours et qui n'était encore caractérisée, lors de notre première visite, que par quelques ganglions légèrement engorgés, assez mobiles et recouverts par une peau qui n'offrait aucun symptôme d'inflammation ; presque pas de douleur, si ce n'est à la pression, marche à peine gênée.

Interrogé sur les antécédents de l'adénite, X... répondit qu'il n'avait jamais été frappé de maladie syphilitique, et que les derniers rapports avec une Indienne dont il nous désigna le nom, remontaient au 15 du mois d'août. Il existait donc 45 jours entre le coït suspect et l'époque à laquelle avait éclaté l'accident local. Or, l'Indienne avec laquelle X... avait eu des rapports, était une échappée du Dispensaire où elle avait été conduite depuis quelque temps, et au sein duquel elle était traitée pour deux chancres, siégeant, l'un à la fourchette, l'autre à la petite lèvre du côté gauche !

Malgré toutes ces données, bien capables pourtant de ne laisser aucun doute étiologique, nous nous bornâmes durant deux semaines à combattre l'adénite par le repos absolu et l'application de deux emplâtres de vigo. Ce traitement n'empêcha point la ganglionnite de passer à la période de suppuration. Le tissu cellulaire péri-adénique fut envahi, et le malade, qui jusqu'alors avait été laissé à la chambre, se vit obligé d'entrer à l'hôpital, duquel il ne sortit qu'au bout de trois mois. Durant cette période, de vastes décollements se formèrent, des ganglions se trouvèrent entièrement mis à nu, et ce ne fut que par des applications répétées de caustique de Vienne, que le travail ulcératif put être arrêté. Ajoutons, pour ne rien oublier, que X... subit un traitement général par les pilules de Ricord, traitement spécifique sous l'influence duquel l'affection, évidemment virulente, ne tarda pas à revêtir un bon caractère. Devant une pareille observation, dont nous avons fait ressortir les points les plus saillants, nous ne pensons pas que l'on puisse nier, chez le sergent X.., l'existence d'un bubon d'emblée, et celle d'une période d'incubation syphilitique tout à fait anormale. Nous rappellerons du reste à ce sujet, qu'il nous est arrivé d'avoir eu à constater de pareils faits à bord des navires de l'État, mais nous nous étions toujours mis en garde contre les assertions des malades, circonstance que nous ne pûmes invoquer dans le cas présenté par ce sous-officier.

La plupart des bubons nous ont offert une tendance, le plus souvent incoercible, vers la suppuration, d'où des décollements plus ou moins étendus, dont le caustique de Vienne pouvait seul faire justice. Toutes les méthodes dites abortives ou résolutives ont été employées pour éviter cette fâcheuse terminaison. Nous avons tour à tour essayé la compression (brique-compresses graduées et spica), les émissions sanguines locales, les onctions mercurielles et iodurées, les bains généraux, les dérivatifs sur le tube digestif, le badigeonnage quotidien de la peau avec la teinture d'iode, la méthode de M. Malapert (vésicatoire et solution de sublimé corrosif), celle de M. Spirondi (vésicatoire et teinture d'iode sur le derme dénudé), la ponction centrale des ganglions avec un bistouri étroit remplacé aussitôt par la sonde cannelée, dans l'intention de débarrasser le ganglion des molécules purulentes primitivement déposées (méthode Broca). Nous avons enfin expérimenté la méthode des vésicatoires volants, successifs, répétés, et c'est à cette dernière que nous avons cru devoir nous arrêter.

La compression au début de la maladie, les frictions fondantes, ne nous ont franchement réussi que dans les cas les plus simples, alors qu'un ou deux ganglions présentaient seuls de la tuméfaction, en l'absence de péri-adénite. Peut-être que le repos aurait amené, en dehors de toute médication, un pareil résultat !

L'application de la teinture d'iode sous forme de badigeonnage quotidien, jusqu'à réduction de l'épiderme en véritable parchemin, a produit quelques résolutions, en un temps qui a varié de vingt à trente jours. Nous avions soin, après chaque badigeonnage, de faire recouvrir la tumeur d'une assez forte couche de coton cardé maintenu par un spica. Cette méthode est à peine douloureuse. Nous ajouterons même que les légères douleurs qu'éprouvent généralement les malades, s'évanouissent la plupart du temps au bout de quelques jours, dès que l'épiderme commence à se parcheminer

La teinture d'iode ainsi appliquée nous a donné de bons résultats, non seulement dans les cas de simple engorgement, mais encore dans certaines adénites peu étendues, offrant déjà des signes non équivoques de fluctuation au centre du pelotonnement lymphatique, ou à son pourtour (péri-adénite).

La méthode de M. Spirondi est essentiellement douloureuse; il nous a été presque toujours impossible de l'exécuter dans toute sa teneur, à cause des vives souffrances ressenties par le malade, au moment de l'application de l'alcoolé iodé sur le derme, mis préalablement à nu par le vésicatoire. Abstraction faite de l'élément douleur, cette méthode nous a paru en outre déterminer un surcroît d'inflammation susceptible de pousser à la péri-adénite, ou d'exalter cette dernière, quand elle existait déjà, ce qui est assez commun.

Nous n'avons expérimenté qu'une seule fois le procédé de M. Broca, en présence duquel nous avons encore été bien vite désarmé par l'exaspération de tous les symptômes de l'inflammation.

En dernière analyse, le traitement local qui nous a permis le plus souvent d'éviter la suppuration et ses fâcheuses conséquences, a consisté dans l'application successive de plusieurs vésicatoires du diamètre d'une pièce de cinq francs. La durée totale de ce traitement a été de 35 à 40 jours. Sous son influence, l'adénite a, dans bien des circonstances, marché vers la résolution, laissant néanmoins, à sa suite, un engorgement tout à fait indolent, dont la compression et les frictions iodurées avaient alors facilement raison, en quelques semaines.

Par cette méthode, nous n'avons jamais prétendu obtenir la résolution des bubons en 15 à 20 jours. Loin de là, et nous nous faisons un devoir de le rappeler, la médication locale complète, pour arriver aux résultats obtenus, a été, en définitive, de près de deux mois. Ne craignons point d'ajouter que nous aurions été très heureux, avec une pareille durée de la maladie, de pouvoir compter autant de succès que de cas. Nous avons donc eu des insuccès, nous ne le nions pas, mais leur proportion relative, en face des autres méthodes, a été telle, que nous n'hésitâmes pas à placer celle qui nous occupe au-dessus de toutes les autres, et à l'adopter ultérieurement d'une manière définitive et à peu près exclusive.

Les décollements que suscitent ordinairement les adénites inguinales suppurées, sont vraiment désespérants à Taïti. Les débridements, les injections irritantes à l'iode, au nitrate d'argent, au chlorure de chaux, la compression, n'en triomphent qu'avec peine et lenteur, ce que nous croyons pouvoir attribuer à l'atonie générale des tissus, engendrée par cet état de débilitation inhérente au climat. N'oublions pas en outre que l'hôpital de Papeété a été érigé sur un terrain bas, très humide, au niveau et à quelques mètres du rivage ; que le plancher (en bois) des salles du rez-de-chaussée repose immédiatement sur le sol ; que cet établissement ne possédait, à l'époque de notre séjour, ni murs d'enceinte, ni concierge, ni factionnaire, et que, conséquemment, les malades, à part les mauvaises conditions hygiéniques que nous venons de signaler, ne rencontraient encore aucun obstacle sur leur passage, quand ils étaient sollicités par le bon plaisir de se livrer à quelque excursion, surtout pendant la nuit. Durant les quatre années que nous avons passées à Taïti, les murs d'enceinte de l'hôpital ont été représentés par les cabarets, et, nous mentionnerons à ce sujet, qu'un certain soir nous fûmes mandé pour deux blessés qui venaient de regagner leur salle respective, dans un état de titubation déplorable. Ils s'étaient abreuvés, en ville, de trois vins différents, desquels ils ne faisaient que psalmodier les noms et exalter les délices ! *(Sic.)*

De tous les moyens proposés et essayés pour nous rendre maître des décollements adéniques, le caustique de Vienne a le mieux répondu à notre attente. Non seulement nous circonscrivions la peau amincie et soulevée, mais nous empiétions légèrement sur les tissus sains, afin de ne point laisser le plus petit cul-de-sac, ce dernier étant susceptible de devenir le point de départ d'un nouveau décollement. On peut reprocher avec une apparence de raison, à cette méthode, de déterminer des pertes de substance suivies de cicatrices apparentes, très ennuyeuses pour le malade, à cause de la région qui en sera le siège. Reconnaissons pourtant que ces stigmates de la lésion locale sont toujours moins étendus que ne pourrait le faire supposer le champ primitif des ulcérations, et que, dans la majorité des cas, le tissu cicatriciel se rapproche graduellement par ses caractères physiques, de la peau environnante.

Autant l'adénite inguinale représente l'accident syphilitique le plus fréquent chez les hommes, autant cet accident est rare chez les femmes, et, quand il frappe ces dernières, il est loin de présenter les conséquences fâcheuses signalées à propos des premiers, autrement dit cette tendance à l'ulcération serpigineuse sous-cutanée, engendrant les clapiers et les décollements. Mentionnons encore que ces décollements, quand ils se produisent, sont ordinairement peu étendus, et que la nature en triomphe presque toujours par ses seuls efforts, ce qui dénoterait dans les tissus un état de plasticité dont ne jouiraient pas au même degré les Européens.

Après la vaginite et le chancre, l'accident local le plus souvent constaté chez les Taïtiennes, est la plaque muqueuse ou pustule plate, siégeant presque exclusivement dans les environs des organes génitaux externes (grandes lèvres, périnée, anus).

Cet accident tour à tour regardé par les syphiliographes comme secondaire, successif et même primitif, considéré par les uns comme simplement contagieux, par les autres comme étant à la fois contagieux et inoculable, cet accident, disons-nous, est celui qui disparaît le plus promptement sous l'influence des applications topiques, mais qui reparaît également avec la plus grande facilité. Nous avons noté ce fait clinique sur un grand nombre d'Indiennes soignées pendant plusieurs mois consécutifs dans le Dispensaire, où elles avaient subi conséquemment, en outre du traitement local, un traitement général complet par la liqueur de Van-Swiéten et les solutions de Puche.

L'application topique couronnée de plus de succès, a presque toujours été celle du nitrate-acide de mercure, pratiquée avec un pinceau de charpie. Cette préparation hydargyrique occasionne d'assez vives douleurs, mais ces dernières ne sont pas de longue durée, si on a soin de recouvrir, immédiatement après, les plaques muqueuses, de compresses trempées dans l'eau froide.

C'est principalement contre les pustules plates, sèches et étendues, que le nitrate-acide de mercure a sa raison d'intervenir. Les plaques humides, sécrétant une humeur séro-purulente, sont avantageusement modifiées par les pansements au proto-chlorure d'hydargyre ou au cérat mercuriel.

Ce que nous venons d'énoncer pour le nitrate-acide de mercure, concernant le traitement local des pustules plates, s'adresse en tout point aux végétations, contre lesquelles nous avons plusieurs fois employé, sans résultat satisfaisant, le nitrate d'argent, le mélange de poudre de sabine et d'alun, etc. L'excision est réellement indispensable pour les végétations qui offrent quelque étendue dans le sens vertical, mais, dans tous les cas, nous la regardons comme insuffisante, à cause de la repullulation presque toujours certaine des excroissances, et, c'est pour mettre un frein à cette dernière, que nous avons constamment fait suivre cette excision de la cautérisation au nitrate-acide de mercure, que l'on répétait rarement plus de deux fois dans l'espace d'une semaine. Ici encore, les lotions immédiates avec l'eau froide, arrêtent bien vite la douleur inhérente à l'action du caustique.

Nous terminerons ce qui a trait à la syphilis, en signalant les heureux effets obtenus sur trois malades, d'un double traitement altérant par l'iodure de potassium, à l'effet de combattre des accidents tertiaires ayant leur siége au sein des tissus ostéo-fibreux de l'articulation fémoro-tibiale. Dans les trois cas, nous redoutâmes la tumeur blanche. Qu'il y ait eu un commencement d'arthrocace ou simplement une arthrite, avec tendance à la chronicité (le passage, la transformation ne sont pas toujours faciles à limiter), il n'en est pas moins avéré que l'affection reconnaissait pour cause éloignée, mais intime, des accidents syphilitiques, répétés, successifs, invariablement conjurés par des médications spécifiques très incomplètes.

Dans les deux traitements successifs par l'iodure de potassium, séparés l'un de l'autre par une période mensuelle, les doses du sel altérant furent graduellement portées jusqu'à six grammes par jour. Au second traitement, les symptômes s'amendèrent rapidement, et d'une manière définitive ; le premier traitement était à peu près resté sans résultat. Inutile de dire que dans les trois cas, les moyens locaux ne furent point négligés, mais leur rôle, on le comprend très bien, devenait tout à fait secondaire ; l'iodure de potassium devait tenir le premier rang, en s'adressant à l'impression morbifique constitutionnelle, de laquelle dépendaient essentiellement les lésions anatomiques des articulations envahies.

Nous n'oublierons pas de relater, à propos du traitement général du virus syphilitique, qu'il est assez difficile, à Taïti, de manier les préparations hydargyriques, ce qui est probablement dû à l'humidité excessive qui règne dans Papéété, particulièrement au sein de l'hôpital, établissement dont nous avons d'ailleurs déjà fait ressortir toutes les mauvaises conditions hygiéniques. L'on se trouve constamment obligé de commencer un traitement par des doses minimes de mercure. C'est ainsi que nos pilules au proto-iodure, ne renfermaient qu'un centigramme de sel, et qu'il nous était le plus souvent impossible d'en prescrire plus de six par jour, ayant commencé néanmoins par une, et n'augmentant d'une autre que tous les cinq jours. Sans cette précaution on s'exposait à de violentes stomatites, dont il était difficile d'arrêter la marche. La liqueur de Van-Swiéten nous a toujours paru la préparation spécifique la mieux supportée, et nous avons eu, la plupart du temps, recours à cette solution, toutes les fois qu'il n'existait dans l'infection à combattre, aucun noyau d'induration susceptible de réclamer l'alliance de l'iode au mercure.

Scrofule et Phthisie.

Le scrofule et le tubercule sont, après la syphilis, les deux diathèses qui frappent les plus terribles coups, principalement au sein de la tribu taïtienne. Le premier s'adresse spécialement à l'enfance, le second éclate ordinairement vers la puberté.

L'étude des causes sous l'influence desquelles nous ont paru se développer, dans la majorité des cas, ces deux diathèses, constitue un point très intéressant de la pathologie médicale de Taïti.

Il est à peu près prouvé par la lecture des documents dus à la plume des voyageurs qui ont visité l'île, vers la fin du XVIIIe siècle, que ces maladies, produit évident d'une altération du sang, n'existaient pas à l'époque que nous venons de citer. M. de Rienzi ne saurait être plus explicite touchant cette question, quand il écrit (*Univers pittoresque*, Océanie, tome II) : « Il y « a peu de maladies chez un peuple dont la nourriture est si « simple, et qui, en général, ne *s'enivre jamais*... (Nous souli- « gnons ces mots à dessein.) Les Taïtiens sont sujets à la colique, « aux érysipèles, et à une éruption cutanée de pustules écail- « leuses, qui approche de la lèpre. ».

Telle aurait été la pathologie dominante du temps, auquel se reporte le célèbre voyageur. L'affection de la peau pouvait bien être une lèpre, attendu que cette dermatose squammeuse existait encore de nos jours, quoique très rare. Plus loin, le même écrivain nous présente les insulaires se plaignant d'une maladie qui leur avait été communiquée par un vaisseau européen, maladie qu'ils appelèrent apa-no-peppe, et que Cook jugea être de nature syphilitique. Ce qu'il y a de certain, ajoute Rienzi, c'est qu'en 1767, cette maladie n'avait pas encore pénétré chez les indigènes de Taïti, car aucun homme des équipages de Cook n'y contracta la syphilis. Cette dernière fut donc importée, et tout porterait à faire admettre (toujours d'après Rienzi, à qui nous empruntons ces renseignements), que le pays en fut doté par les marins de Bougainville, car Cook aurait constaté son introduction, lors de son second voyage sur l'*Endéavour*, quelque temps après le passage de l'illustre navigateur français. Telle est l'opinion de cet écrivain, opinion que nous donnons à peu près textuellement, sans nous attacher à prendre fait et cause en sa faveur, car ce serait retomber, pour l'île de Taïti, dans cette polémique générale qu'enfanta la prétendue origine primitive de la syphilis dans divers points du globe, et la voie de sa propagation ultérieure. Tous les peuples, on le sait, se sont tour à tour accusés, et rien ne prouve mieux cette accusation réciproque, que les nombreuses dénominations dont on trouve décoré le mal vénérien, dans la plupart des ouvrages de pathologie.

La première déduction logique à tirer de ce qui précède, c'est que la phthisie, le scrofule et la syphilis n'existaient pas à Taïti, du moins d'une manière générale, avant la fin du XVIIIe siècle. La syphilis y aurait pénétré la première avec les germes de la civilisation, s'y serait graduellement propagée, et, dès l'instant que l'Indien n'avait pas à sa disposition les moyens spécifiques, capables de neutraliser les terribles effets du virus vénérien, quoi d'étonnant que ce virus y ait déterminé sa triade infectieuse, subissant avec le temps ces transformations successives, qui, transmises par voie de génération, ont dû prendre la plus large part à la manifestation de la diathèse scrofuleuse, ainsi qu'à l'évolution de la tuberculose.

L'influence de la syphilis dans la production des accidents scrofuleux a été soutenue par plusieurs médecins, à la tête desquels figurent Astruc, Lugol, Ricord, etc. Ce dernier syphiliographe écrivait en effet, en 1846, à propos de la syphilis héréditaire, que, si la mère était affectée d'accidents tertiaires, elle engendrerait et donnerait à son enfant le scrofule, plutôt que des accidents tertiaires.

Pour arriver à une conviction médicale touchant cette dégénérescence morbifique à Taïti, nous avons eu soin, en diverses circonstances, d'interroger les parents des enfants soumis à l'inoculation du virus vaccin, chez lesquels nous découvrions des otorrhées, des ophthalmies puriformes, des adénites cervicales. La plupart nous répondaient qu'ils avaient eu la vérole (te tona), et nous décelaient même, dans beaucoup de cas, des traces ou stigmates non équivoques de lésions locales, attestant la germination de la syphilis constitutionnelle.

Voilà donc un premier degré, ou, si l'on préfère, une première phase de l'altération du solide vivant, propre à l'enfance, et que nous pouvons le plus souvent considérer comme le précurseur d'une altération plus grave, qui éclatera à l'époque de la puberté, c'est-à-dire à l'âge qui est actuellement pour le Taïtien, le signal des excès vénériens et alcooliques portés à leur comble.

Un point important que nous ne passerons point sous silence, à propos des accidents scrofuleux, est la rareté du rachitisme et du carreau *pendant l'enfance*. Cette observation toute clinique, vient certainement à l'appui d'une grande vérité médicale soutenue par beaucoup de pathologistes modernes, à savoir que le scrofule, le rachitisme et le carreau, malgré les liens étroits qui les rapprochent, n'en forment pas moins trois modalités distinctes, qui n'ont de commun entre elles que l'altération du fluide vivifiant, de la chair coulante de Bordeu. Quelle est cette altération? Pourquoi produit-elle ici le scrofule, plus loin le ramollissement et la courbure des os, plus loin encore le tubercule viscéral parcourant ses lugubres périodes???

La phthisie se déclare donc chez l'Indien, du moins généralement, vers la puberté. Elle est tour à tour pulmonaire et abdominale, mais surtout abdominale, ce qui la différencie de celle qui frappe les Européens. Cette dernière est toujours thoracique.

Dans quelques autopsies de Taïtiens qu'il nous a été permis de pratiquer à l'hôpital de Papéété, nous avons constamment rencontré un état inverse entre les lésions des poumons et celles des ganglions mésentériques. Ces ganglions, dont le volume variait depuis celui d'une noisette jusqu'à celui d'un œuf de poule, étaient farcis de matière tuberculeuse ramollie et mêlée au pus. L'intestin et le péritoine offraient en outre des traces non équivoques d'inflammation chronique. A côté de ces altérations anatomiques abdominales, nous ne trouvions dans l'organe de l'hématose, que les lésions caractéristiques de la bronchite chronique, et quelques granulations ou cytoblastes tuberculeux, disséminés, à l'état de crudité.

Il est assez difficile de se rendre compte de cette prédilection de siége qu'affecte le tubercule, suivant qu'il attaque la race indienne ou la race européenne. Ne serait-il pas possible que l'alimentation, presque exclusivement féculente des Taïtiens, jouât ici un certain rôle, de même que les excès alcooliques à peu près quotidiens auxquels se livrent ces insulaires ? L'alcool, en effet, exerce sur l'organisme une action locale et générale. La première s'adresse spécialement à la muqueuse gastro-intestinale, qu'elle attaque à la manière des irritants. L'autre retentit sur l'appareil circulatoire et sur l'axe nerveux cérébro-spinal, dont elle exalte d'abord les fonctions, pour les déprimer ensuite ; c'est-à-dire que l'excitation passagère et primitive, produite par ce poison lent, est bientôt remplacée par l'adynamie, la prostration, et, en dernière analyse, par l'abrutissement le plus complet. Sous l'influence de l'action locale, la muqueuse intestinale est indubitablement frappée d'inflammation chronique, et, peut-être, cette inflammation devient-elle à son tour une cause prédisposante à la fixation des noyaux tuberculeux dans les glandes du mésentère, qui sont sur les confins des anses intestinales hyperémiées.

Ainsi, débilitation générale, engendrée par des excès vénériens et alcooliques (et cela sous une zone tropicale déjà débilitante par elle-même), altération du sang et des solides, telles sont les deux puissantes impressions morbifiques qui nous ont paru jouer le plus grand rôle dans l'évolution de la diathèse tuberculeuse, laquelle, sous l'influence d'une alimentation particulière (féculents), et celle de l'entérite chronique suscitée par l'alcool, attaque préféremment les ganglions abdominaux, au milieu desquels la localisation projette surtout ses étincelles.

Les excès vénériens, source profonde de débilitation, d'adynamie, d'épuisement, ne peuvent être inévitables au milieu d'une tribu où la prostitution se rencontre à peu près dans toutes les cases. Nous appelons cela prostitution, attendu qu'aujourd'hui, à Taïti, il n'y a plus cette simple licence de mœurs, autrefois naturelle, dont ont tant parlé les anciens circumnavigateurs qui ont écrit, du reste (nous l'avons déjà dit), plus ou moins poétiquement sur la matière. La Taïtienne du jour ne se donne plus par attachement. Elle ne mêle plus ses soupirs d'adieu, d'amour, de désolation, au bruit du flot en retour, qui a poussé bien loin et pour toujours peut-être, le farani bien aimé dont elle avait fait l'idole de son âme. A l'époque actuelle, la tendre et suave ballade de l'auteur des *Misérables* aurait été impossible (1). La Taïtienne se vend, se prostitue au premier venu, ce qui lui procure les moyens d'assouvir sa funeste passion pour le jeu, le luxe, l'ivrognerie, ces terribles conséquences d'une civilisation, dont l'indigène de

(1) Cette délicieuse ballade eut pour sujet une jeune fille de Taïti abandonnée par un Européen.

« Oh ! dis-moi, tu veux fuir, et la voile inconstante
Va bientôt de ces bords t'enlever à mes yeux ;
Cette nuit, j'entendais, trompant ma douce attente,
Chanter les matelots qui repliaient leur tente.
Je pleurais à leurs cris joyeux !

Pourquoi quitter notre île ? En ton île étrangère,
Les cieux sont-ils plus beaux ? A-t-on moins de douleurs ?
Les tiens, quand tu mourras, pleureront-ils leur frère ?
Couvriront-ils tes os du plane funéraire,
Dont on ne cueille pas les fleurs ?

Te souvient-il du jour où les vents salutaires
T'amenèrent vers nous pour la première fois ?
Tu m'appelas de loin sous nos bois solitaires ;
Je ne t'avais point vu jusqu'alors en nos terres,
Et pourtant, je vins à ta voix.

Oh ! j'étais belle alors, mais les pleurs m'ont flétrie.
Reste, ô jeune étranger, ne me dis pas adieu ;
Ici nous parlerons de ta mère chérie,
Tu sais que je me plais aux chants de ta patrie
Comme aux louanges de ton dieu.

la reine de l'Océanie n'a su prendre que le mauvais côté, et qui se sont graduellement transformées en impérieux besoins.

L'ivresse est tout aussi commune, peut-être même plus commune chez les femmes que chez les hommes. La plupart des Taïtiennes que l'on rencontrait naguère sur les routes de Papéété, armées d'un balai, la tête ceinte d'une couronne de tiaré ou de gardenia, la plupart de ces femmes étaient là, condamnées pour ivresse. On les emprisonnait, on en faisait des balayeuses de

---

Tu rempliras mes jours : à toi je m'abandonne,
Que t'ai-je fait pour fuir ? Demeure sous nos cieux,
Je guérirai tes maux, je serai douce et bonne,
Et je t'appellerai du nom que l'on te donne
Dans le pays de tes aïeux.

Je serai, si tu veux, ton esclave fidèle,
Pourvu que ton regard brille à mes yeux ravis ;
Reste, ô jeune étranger, reste, et je serai belle ;
Mais tu n'aimes qu'un temps, comme notre hirondelle,
Moi je t'aime comme je vis !

Hélas ! tu veux partir aux monts qui t'ont vu naître :
Sans doute quelque vierge espère ton retour,
Eh bien ! daigne avec toi, m'emmener, ô mon maître,
Je lui serai soumise, et l'aimerai, peut-être,
Si ta joie est dans son amour.

Loin de mes vieux parents, qu'un tendre orgueil enivre,
Du bois où dans tes bras j'accourus sans effroi,
Loin des fleurs, des palmiers, je ne pourrai plus vivre,
Je mourrai seule ici : Va ! laisse-moi te suivre ;
Je mourrai du moins près de toi.

Si l'humble bananier accueillit ta venue,
Si tu m'aimas jamais, ne me repousse pas,
Ne t'en va pas sans moi dans ton île inconnue,
De peur que ma jeune âme, errante dans la nue,
N'aille seule suivre tes pas.

Quand le matin dora les voiles fugitives,
En vain on la chercha sous son dôme léger,
On ne la revit plus, dans les bois, sur les rives,
Pourtant la douce vierge aux paroles plaintives,
N'était pas avec l'étranger. »

pavé, mais bien souvent, hélas ! l'immondice dont ces espèces de bacchantes débarrassaient les rues de Papéété, était remplacé par quelque chose de plus impur et de plus tenace au sein de nos casernes : ces femmes constituaient, en effet, le foyer par excellence de l'infection syphilitique !! (1).

Chez l'Européen, la phthisie est exclusivement pulmonaire. Ici encore, les excès en tout genre nous ont paru occuper le premier rang étiologique.

C'est surtout parmi les militaires congédiés et restés dans l'île comme colons, que le tubercule pulmonaire exerçait à notre époque ses plus grands ravages, et, il suffit, pour expliquer ces derniers, d'être tant soit peu initié au genre de vie que mènent la plupart de ces colons. Une nourriture bien souvent insuffisante, l'habitation dans des cases étroites, humides, d'une malpropreté révoltante, des affections syphilitiques répétées, négligées, incomplètement traitées, telles étaient ces conditions déplorables à la faveur desquelles faisaient irruption ces affections organiques, irrévocablement mortelles, que nous avions la douleur de signaler alors, dans la plupart de nos rapports trimestriels, affections organiques à la tête desquelles marchait le tubercule.

Ces colons étaient presque tous cabaretiers ou ouvriers, et ils auraient pu certainement, comme tels, non seulement pourvoir à leur subsistance, à leur entretien, mais encore songer à quelques économies destinées aux périodes difficiles de la vie. Or, ne craignons pas de l'avouer, le gain se trouvait presque totalement absorbé par les femmes indigènes avec lesquelles ils abrégeaient la vie, femmes dont il fallait étancher, n'importe à quel prix, l'inextinguible soif pour les spiritueux, et soutenir la funeste passion du baccarat et du lansquenet.

Voilà les gouffres au sein desquels s'engloutissaient les trois piastres de salaire de l'ouvrier, et cela, jusqu'à l'heure à laquelle

(1) Dans l'espace de 2 ans, 1300 Taïtiennes ont été condamnées pour ivresse et conséquences sur la voie publique !

ce dernier, débilité, exténué, sans ressource, criblé de cavernes pulmonaires, venait demander à l'hôpital de Papéété, un lit d'indigent (1).

La marche de la phthisie pulmonaire, à Taïti, est généralement rapide, galopante. Nous citerons, à ce sujet, plusieurs colons chez lesquels le tubercule parcourut ses périodes dans l'espace de quelques mois. Un novice du bâtiment à vapeur le *Styx*, succomba en quinze jours, à une phthisie aiguë des mieux caractérisée. Ce jeune marin était probablement tuberculeux à son départ de France, mais nous tenions de M. de Rochas, son chirurgien-major, que durant toute la traversée de France à Taïti, les tubercules étaient presque absolument restés à l'état latent Ce novice avait toujours fait son service, ne se plaignant, de temps à autre, que d'une toux insignifiante, et, à part une constitution modérément lymphatique, rien n'annonçait en lui une altération organique, dont la terminaison dût être aussi promptement fatale. L'autopsie, pratiquée avec les plus grands soins, décela des tubercules ramollis dans les deux poumons, dont le gauche offrait à son sommet une caverne qui avait détruit la presque totalité du lobe supérieur.

Des observations recueillies durant quatre années consécutives, soit dans l'hôpital de Papéété, soit en ville, nous sommes autorisé à émettre ici notre opinion concernant la véritable influence du climat de Taïti sur la phthisie pulmonaire, influence qu'on a pu, du reste, déjà apprécier. Ce climat est irrévocablement néfaste, et nous croyons devoir attribuer cette perniciosité à la débilitation générale engendrée par cette chaleur humide qui, pendant cinq à six mois de l'année, constitue l'élément dominant de la météorologie. Nous considérons encore les autres mois de l'année comme

---

(1) Dans sa statistique, Errhel établit que la mortalité de la phthisie est au chiffre total des décès : : 1 : 4,55.

D'après la nôtre, le tubercule aurait été, par rapport aux autres affections internes : : 33 : 758.

aussi peu favorables à l'affection tuberculeuse, à cause des changements brusques de température qui accompagnent cette saison, surtout pendant la nuit (saison des nuits fraîches). Or, dans la phthisie existent à la fois une altération générale, primitive, essentielle, diathésique, et des lésions que nous devons regarder comme locales et secondaires. La première puise évidemment son origine dans le liquide nourricier ; les autres ont trait au viscère dans la trame duquel s'énuclée le produit ultime de l'altération générale, c'est-à-dire le tubercule. Bien que nous ne connaissions pas la nature définitive de la diathèse qui enfante la granulation tuberculeuse, il n'en est pas moins démontré par l'expérience, que cette altération générale ne se trouve réellement palliée que par les toniques, les analeptiques, un régime corroborateur, ce qui contre-indique d'une manière formelle les débilitants. Le règne de la saignée, des anti-phlogistiques, de l'eau de poulet, est à peu près passé aujourd'hui. Ce qu'il faut au tuberculeux, c'est du quinquina, du vin de Bourgogne, des rôtis succulents, de l'exercice, etc. C'est, enfin, le séjour sous un climat tempéré, au sein d'une contrée riante, plutôt sèche qu'humide, à l'abri des transitions brusques thermométriques. Eh bien ! à Taïti, on ne rencontre pas ces conditions hygiéniques, et l'infortuné malade qui, en désespoir de cause, accourt parfois de bien loin (Valparaiso, Sydney, San-Francisco), demander à la nouvelle Cythère la santé et la vie, compromises par le tubercule pulmonaire, est presque toujours contraint de s'éloigner au plus vite, attendu que l'affection dont il est miné, au lieu de s'amender, ne fera que s'exaspérer.

Quant à l'altération locale, il est évident que la fraîcheur des nuits de la belle saison, ne saurait lui être propice. Cette saison, nous l'avons vu, est celle des bronchites, c'est à dire des congestions, des hypérémies du conduit aérien, congestions et hypérémies qui doivent fatalement accélérer l'évolution, ou, si l'on veut, le ramollissement du produit morbide déposé dans le parenchyme pulmonaire.

Enumèrerons-nous maintenant la longue liste des agents plus

ou moins thérapeutiques à l'aide desquels, nous aussi, nous avons eu la prétention de combattre la diathèse tuberculeuse !

Cette liste serait trop longue, et c'est bien ici encore le cas de s'écrier : richesse de l'art, pauvreté dans le résultat ! Une triste vérité, c'est que la médication spécifique du tubercule est encore à trouver ; l'hygiène seule occupe une certaine place, quoique bien restreinte ! Les inhalations iodées sur lesquelles quelques éclatants succès obtenus en France et prônés par les journaux, nous avaient fait concevoir des espérances, ces inhalations, disons-le franchement, sont restées entièrement infructueuses. L'huile de foie de morue, quand elle est tolérée, nous a paru seule ralentir dans certains cas, l'évolution du produit morbide, mais nous sommes convaincu que pour en arriver là, il est nécessaire d'en élever rapidement les doses. Les préparations toniques et analeptiques au lichen, au quinquina, à la gentiane, sont encore aujourd'hui ce que nous avons de mieux pour soutenir les forces du poitrinaire. Les exutoires sur divers points du thorax, particulièrement sous les clavicules, ne sauraient avoir une action spéciale contre la cause essentielle de la tuberculose, et, à côté de leur action locale, tout au plus admissible, se crée nécessairement une nouvelle source de débilitation, alors que cette débilitation constitue déjà un des principaux caractères de la maladie. Or, nous le répétons, ce qu'il faut au phthisique avec les conditions hygiéniques précitées, c'est une alimentation réparatrice, fortifiante, condition qui fait le plus souvent défaut dans nos hôpitaux, où tout est malheureusement soumis à des règlements administratifs, qui portent encore l'empreinte de la doctrine physiologique, doctrine dont ces règlements auraient dû, depuis longtemps, partager le suaire.

Affections cutanées.

Parmi les affections cutanées le plus souvent observées, nous signalerons : le lichen, l'érythème, l'ecthyma, l'impétigo, l'acné et l'éléphantiasis des Arabes. Nous n'avons noté que quelques cas restreints d'eczéma, d'herpès, de pytiriasis et de lèpre. Les autres maladies de la peau ont fait entièrement défaut. Citons spécialement parmi ces dernières : la gale, le porrigo et la mentagre.

Le lichen tropicus se montre de préférence pendant l'hivernage, c'est-à-dire durant la saison à la fois chaude et humide, et n'attaque que les Européens, surtout ceux nouvellement débarqués. Son siége de prédilection est aux membres supérieurs, à la région dorsale, et au facies, dont il altère temporairement les traits, ce qui entre peut-être pour quelque chose, dans l'humeur tant soit peu acariâtre que dégage ordinairement le beau sexe à cette époque de l'année ! Le prurit et la chaleur déterminés par cette dermatose papuleuse, cèdent assez facilement aux bains froids, à des lotions légèrement acidules et aux toniques intérieurs.

C'est particulièrement sous forme d'intertrigo que se manifeste l'érythème. Nous l'avons rencontré plusieurs fois, coïncidant avec des troubles menstruels. L'intertrigo chronique est commun chez les femmes taïtiennes et reconnaît probablement pour cause directe le contact des flueurs blanches ou leucorrhée, affection que nous avons déjà considérée comme très fréquente à Taïti, et à laquelle nous avons cru devoir faire remonter la majeure partie des écoulements que présentent nos marins et nos soldats.

L'ecthyma constitue une dermatose pustuleuse assez commune chez le Taïtien. Elle attaque de préférence le sexe féminin ; son siége de prédilection est aux membres inférieurs, ce qui porterait à exclure, dans la plupart des cas, une origine syphilitique. Nous savons, en effet, d'après les observations recueillies par M. Cazenave, que l'ecthyma syphilitique envahit ordinairement la majeure partie de la surface du corps, sans en excepter la face, et que les pustules qui le caractérisent sont plus petites que celles de l'ecthyma vulgaire. Or, nous avions dans le Dispensaire, en 1857, une jeune Taïtienne qui se trouvait sous le coup de cette variété d'ecthyma. Le tégument cutané était littéralement couvert de pustules, dont les plus larges atteignaient à peine le diamètre d'une pièce de vingt-cinq centimes. L'éruption était en un mot confluente. Elle avait succédé à des pustules plates primitivement développées à la face externe des grandes lèvres, et dont le nitrate acide de mercure eut raison en deux semaines. Notons, en passant, que quand l'ecthyma se dessina, la malade avait déjà absorbé cinquante solutions de Puche.

Nous n'avons jamais rencontré l'ecthyma sur les Européens. Ces derniers n'ont offert que quelques cas d'impétigo et d'acné. Le plus souvent même, l'impétigo a débuté par de véritables vésicules, converties bientôt en petites pustules (eczéma impétiginodes).

L'eczéma proprement dit et l'herpès sont deux affections cutanées déjà signalées comme très rares ; exceptons-en toutefois l'herpès préputialis, dans la production duquel la leucorrhée entre pour la plus large part. Deux cas d'herpès syphilitique existaient à l'hôpital de Papééte, au moment où nous colligions nos notes pour la rédaction de cet opuscule. L'un des malades, traité six mois avant pour une syphilis grave, laissait voir les groupes vésiculeux à la région antérieure du thorax et aux membres supérieurs ; le centre des cercles était entièrement intact (herpès circinnatus). L'autre malade était une femme du Dispensaire, depuis deux mois en traitement pour des ulcérations secondaires et des plaques végétantes. Ici, l'herpès offrait à la fois la variété circinnée et celle du zona. Ce dernier occupait la demi circonférence gauche de la base de la poitrine. Notons encore, à propos de cette Taïtienne, que l'herpès ne s'était déclaré qu'après un mois de traitement spécifique, et, qu'au début, en outre des ulcérations secondaires et des pustules plates, il existait à la jambe droite un ecthyma à peine modifié depuis quelques jours.

Le pityriasis et la lèpre, la lèpre surtout, sont deux affections squammeuses peu communes ; le pityriasis atteint de préférence les femmes blanches d'une constitution lymphatique. La variété versicolore s'est seulement montrée à notre observation, occupant non seulement le cou, le ventre et la poitrine, mais encore les membres supérieurs. Le développement de cette dermatose nous a paru entièrement sous l'influence du climat, et nous citerons à l'appui de notre opinion, le cas d'une jeune personne atteinte d'un pityriasis qui disparut totalement dans un voyage et durant un séjour assez prolongé qu'elle fit en Europe, pour reparaître immédiatement à son retour à Taïti.

Nous n'avons découvert la lèpre que sur un indigène qui vint nous consulter en 1855. Le mal siégeait à la face externe de la jambe droite où il se trouvait stigmatisé par cinq à six disques squammeux de la largeur d'une pièce d'un franc, dont le centre ne présentait aucune altération. Nous tâchâmes, mais en vain, de retenir le malade à Papéété, dans le but de le soumettre à un traitement spécial interne et externe. Ce Taïtien repartit le lendemain pour son district.

Il est probable que ce cas de lèpre n'est pas le seul et unique qui existe dans l'intérieur de l'île. Néanmoins, nous sommes autorisé à admettre, d'après des recherches faites à Papéété, soit chez les hommes, soit chez les femmes, que cette affection cutanée est réellement aujourd'hui excessivement rare, ce qui force à reconnaître que l'humidité et les excès alcooliques, contrairement à ce qui a été avancé, ne sont pas les causes occasionnelles les plus probables de cette manifestation morbide, que l'on pourra bientôt heureusement rayer du cadre nosologique.

L'éléphantiasis des Arabes (maladie glandulaire des barbades), ne frappe en général que les indigènes déjà avancés en âge. Peu commun chez les femmes, dont il occupe de préférence les grandes lèvres, il envahit ordinairement, chez les hommes, les membres inférieurs et le scrotum. Nous l'avons rencontré sur quelques Européens, depuis longtemps établis dans l'île, et c'est d'après les données puisées chez ces derniers, que nous sommes porté à croire que la nature de l'alimentation et l'humidité du climat constituent les principales causes de cette intumescence cellulo-cutanée, dépendant sans contredit elle-même d'une altération encore peu connue de l'appareil lymphatique.

Au nombre des Européens auxquels nous avons donné nos soins, quelques-uns n'éprouvaient, sous forme périodique, et à des époques plus ou moins rapprochées, que les symptômes généraux des accès, préparant ordinairement l'intumescence locale, à savoir : l'angéio leucite moniliforme, les trois stades pyrétiques, les nausées et les vomissements. Chez ces malades, nous le répétons, l'intumescence du scrotum et des membres abdominaux fit entièrement défaut. L'accès terminé, tout rentrait dans l'ordre, et il ne restait aucune trace de la perturbation. Quelques autres Européens, au contraire, offrirent une tuméfaction bien prononcée de la jambe et du pied, tuméfaction qui augmentait d'une manière sensible après chaque nouvel accès.

Disons, sans plus tarder, que les malades de la deuxième catégorie avaient presque exclusivement adopté le régime des insulaires, c'est-à-dire les féculents, et que, comme les Taïtiens, leurs membres inférieurs étaient la plupart du temps entièrement nus et conséquemment directement exposés à l'humidité atmosphérique ambiante.

Entre autres considérations thérapeutiques ayant trait aux dermatoses proprement dites, nous trouvons dans nos documents cliniques, que la méthode dite ectrotique est celle qui nous a constamment donné les plus beaux résultats, toutes les fois que nous avons eu affaire aux affections vésiculeuses ou vésico-pustuleuses. L'ecthyma (le syphilitique surtout) a toujours été modifié d'une manière très heureuse par le badigeonnage des surfaces envahies, avec la teinture d'iode. Nous avons opposé, avec des succès variables, aux formes dites sèches et squammeuses, les bains de vapeur, alcalins, les pommades au calomel, au goudron, au proto et bi-iodure de mercure, à l'iodure de soufre, etc. L'administration des médicaments internes, spécifiques, altérants, dépuratifs, ne nous a rien offert de particulier.

L'affection sur laquelle nous aurions désiré faire quelques essais thérapeutiques, est l'éléphantiasis des Arabes, et cela, avec d'autant plus de raison, qu'on nous avait désigné deux nouveaux médicaments, comme jouissant d'une véritable efficacité contre cette intumescence cutanée dans la production de laquelle, ainsi que nous l'avons énoncé, l'appareil lymphatique absorbant joue le principal rôle. Ces deux médicaments seraient l'iodure de quinine et le poivre ordinaire pulvérisé. Le premier s'administrerait à la dose de 0,05 centigr., matin et soir et pendant les accès (*sic*). Il aurait été expérimenté dans quelques districts, particulièrement à Mooréa, par un chevalier d'industrie d'origine allemande, ayant quelques connaissances chimiques, qui prétendait guérir tous les éléphantiasis (féfés des Taïtiens) à l'aide de cet iodure de quinine, qu'il donnait à la fois comme devant couper les accès et faire en même temps disparaître les gonflements les plus invétérés, les plus difformes et les plus indurés !

Il ne nous était point réservé de constater les cures miraculeuses qu'aurait réellement opérées cette méthode, et tout nous porte à la regarder comme n'ayant aucune valeur. Quelle influence pourrait-elle exercer sur l'accès lui-même, quand elle est déployée pendant cet accès, et, à moins d'être globuliniste, comment une dose aussi minime de sel quinique exercerait-elle une action anti-périodique quelconque ? Quant à la disparition de l'intumescence éléphantiasique, la logique ne nous permet pas davantage d'y ajouter foi. Ici, l'iode de l'iodure agirait à titre d'altérant. Or, ce mot altérant, en matière médicale, indique toujours un traitement d'assez longue durée, et non une thérapeutique de quelques jours. Du reste, nous savons que l'iode et l'iodure de potassium ont été essayés bien des fois et depuis bien des années, contre la maladie glandulaire des barbades, qu'on les a appliqués localement, sous forme de pommade, et administrés à l'intérieur, et qu'en suprême analyse, on n'a trouvé dans ces agents que de médiocres palliatifs. Ajoutons enfin, pour en finir avec cette méthode, que tous les Taïtiens auxquels nous connaissions le féfé, l'avaient encore à notre départ de l'île, et qu'ils le possèderont probablement jusqu'à la fin de leurs jours.

Le traitement par le poivre est entièrement local. Il s'agirait simplement d'entourer les régions du corps, envahies par l'éléphantiasis, d'une double couche de coton cardé, renfermant du poivre finement pulvérisé. C'est un véritable sachet stimulant, qui, comme tel, serait susceptible d'exercer une action directe sur l'appareil lymphatique. On peut y voir encore un moyen prophylactique, car la double couche de coton, dont la partie malade doit rester pendant longtemps enveloppée, met cette dernière à l'abri de l'humidité, la soustrait aux changements brusques de température, et y entretient constamment un degré de caloricité qui ne peut que favoriser la résolution.

Nous tenons cette méthode du Rév. Père Calino, missionnaire de la Congrégation des Maristes. Elle serait en grande odeur de sainteté à Tonga-Tâbou, et y produirait d'assez beaux résultats. Nous aurions voulu la soumettre, à Taïti, au creuset de l'expérimentation. Le caractère inconstant et tout à fait insouciant des indigènes ne nous l'a point permis. Nous ne croyons guère, du reste, à l'efficacité radicale de n'importe quelle médication, tant que les causes essentielles d'une maladie n'ont pas été primitivement ou au moins simultanément éliminées, conditions hygiéniques qui seront toujours le *sine quâ non* de toute guérison consolidée et que l'on n'obtiendra jamais de la part des Kanaques.

Notons enfin que le meilleur traitement contre les accès d'éléphantiasis, qui préparent l'altération locale, nous a paru devoir être emprunté à la méthode dite perturbatrice. C'est à cette dernière que nous avons eu constamment recours, quand nous avons été appelé auprès des Européens, chez lesquels l'accès débutait. Une potion stibiée à 0,10 centigr. entravait presque toujours la marche de ces accès, et débarrassait en outre le malade de ces nausées incessantes qui plongent dans un état de malaise indéfinissable. Dès que l'action de la potion émétisée était entièrement épuisée, nous administrions un julep éthéré-opiacé.

Pyrexies exanthémateuses.

La rougeole ne s'est déclarée qu'une seule fois durant notre séjour en Océanie. Ce fut vers le milieu de 1854. Cette pyrexie à manifestation cutanée exanthémateuse (ce qui la distingue essentiellement des dermatoses proprement dites) revêtit le caractère épidémique et enleva, dans l'espace de quelques mois, près de 800 personnes, attaquant indistinctement les Européens et les indigènes, avec cette restriction, que chez les premiers, les enfants se trouvèrent presque exclusivement atteints, tandis que chez les seconds, elle ne respecta que les sujets d'un âge avancé.

Cette épidémie, ainsi qu'on a pu le juger par le chiffre de la mortalité, fut très meurtrière, et pourtant le génie morbifique en était on ne peut plus bénin, ce dont nous pouvons donner un exemple en faisant connaître qu'à Papéété même, nous ne perdîmes aucun enfant européen, et que dans les salles de l'hôpital, nous obtînmes le même résultat vis-à-vis des soldats de la compagnie indigène, qui voulurent bien se soumettre à nos prescriptions, prescriptions essentiellement hygiéniques, consistant dans la diète, le séjour au lit et l'administration d'une infusion légèrement diaphorétique. Sous l'influence de cette médication, l'éruption suivait une marche régulière, sans aucune complication, et tout était heureusement terminé en une dizaine de jours.

C'est à la répercussion de l'exanthème, par l'immersion du corps dans l'eau froide, que fut due l'effrayante mortalité qui s'appesantit sur les districts de l'intérieur. Le huitième des insulaires de Taïti et de Mooréa succomba aux métastases viscérales, parmi lesquelles l'entéro-colite, la pneumonie et l'état typhoïde occupèrent les premières places (1).

---

(1) Dans cette période épidémique, l'excédant des décès sur les naissances s'éleva à 821.

Depuis, l'excédant des naissances sur les décès (de 1855 à 1860) aurait été

La varicelle (chicken-pok des Anglais) apparut en juin et juillet 1857, peu après une vaccination générale, qui avait d'ailleurs parfaitement réussi. Quelques enfants et de rares adultes en furent atteints. L'affection revêtit conséquemment un caractère sporadique.

La variole, qui produisit de si grands ravages en 1842, fit entièrement défaut pendant notre séjour (1) ; nous n'en enregistrâmes aucun cas. Il est vrai que la population indigène venait d'être vaccinée; et qu'il nous soit permis, à cette occasion, d'exprimer notre vive reconnaissance aux confrères de Valparaiso, Sydney et San-Francisco, pour l'empressement qu'ils mirent à nous faire parvenir des croûtes vaccinales, que nous leur avions demandées.

Le vaccin en tubes, qui nous était expédié de France, n'avait jamais réussi, bien qu'il nous fût constamment arrivé dans des boîtes parfaitement conditionnées. Cet insuccès ne devait guère nous étonner, en songeant que les navires auxquels avait été confié le virus, comptaient, en moyenne, six mois de traversée.

Affections du foie et de l'intestin.

Les affections de la glande hépatique, endémiques dans certaines zones intertropicales, ne puisent généralement leur origine, à Taïti, que dans les excès alcooliques. L'hypertrophie, les abcès, telles sont les lésions le plus souvent observées. L'autopsie nous

---

de 394 ! ce qui aurait fait augmenter la famille taïtienne. Cette statistique nous étonne beaucoup, et nous nous demandons s'il n'y a pas quelque confusion, puisant sa source dans ces immigrations non interrompues des insulaires voisins, qui constituent pour Taïti une véritable population flottante.

(2) Elle fut importée par un navire américain.

dévoila en outre, un cas de cirrhose par plaques et un cas d'ulcère cancéreux occupant la surface convexe du foie. Le tableau clinique se rapportant à cet ulcère cancéreux offre quelque intérêt sous le point de vue du diagnostic ; nous en donnons le résumé suivant :

Engelmann, soldat d'infanterie de marine, entre à l'hôpital de Papéété le 3 septembre 1856. Ce militaire, âgé de 28 ans, présente tous les attributs du tempérament bilieux. La peau est d'une teinte jaune-paille caractéristique qui, dans les premiers jours, ne manqua de frapper notre attention. Le malade se plaint d'une vive douleur à la base du thorax, douleur qui s'irradiant vers le foie et le poumon correspondant, se fait surtout sentir en arrière et s'exaspère par les mouvements respiratoires. A ce symptôme sont joints une toux peu fréquente, mais entrecoupée, de la dyspnée, une expectoration entièrement muqueuse et de la fièvre ; le pouls est à la fois large et vite. La percussion donne une matité complète jusqu'à 0m.04 au-dessus et en arrière de la face supérieure du foie, et fait en outre reconnaître une hypertrophie générale du viscère qui déborde dans une assez grande étendue les fausses côtes correspondantes, s'avançant largement vers l'hypocondre gauche. A l'auscultation, absence complète du bruit d'expansion vésiculaire dans le quart inférieur du poumon, quelques bulles de râle crépitant au-dessus de cette ligne, égophonie. Rappelons en passant que l'épaule droite et l'épigastre ne sont le siége d'aucune douleur. La langue est recouverte d'un enduit jaunâtre ; le malade éprouve des nausées suivies de régurgitation. A l'aide de ces symptômes réunis et convertis en signes, nous diagnostiquâmes une pleuro-pneumonie bilieuse du lobe inférieur du poumon droit, compliquée de congestion hépatique, et nous attaquâmes l'affection par les médications ordinaires (émissions sanguines générales et locales, vomitif, contro-stimulants). Sous l'influence de cette thérapeutique, la maladie parut céder ; l'épanchement se résorba, l'inflammation pulmonaire ne franchit pas le premier degré, ce qui fut annoncé par le retour du murmure respiratoire, là où s'était montré naguère le râle crépitant.

En un mot, la pleuro-pneumonie nous sembla jugulée, et pourtant la convalescence ne s'établit pas. Des accès pyrétiques, n'ayant rien de régulier quant à leur durée et à leur mode de manifestation, furent bientôt constatés. La douleur de l'hypocondre droit, qui avait presque entièrement disparu sous l'influence des émissions sanguines locales et de plusieurs vésicatoires volants, prit le caractère lancinant. Enfin l'expectoration qui, dès le principe, était restée absolument muqueuse, devint à la fois purulente et sanguinolente. Dès ce moment le dépérissement fit de rapides progrès, et tout nous suggéra l'idée que nous n'avions pas affaire à un simple abcès du poumon, attendu que l'expectoration n'apporta aucun amendement à l'état du malade, qui s'éteignit en quelques semaines. L'autopsie nous révéla les altérations anatomiques suivantes :

Hypertrophie générale de l'organe sécréteur de la bile.

Ulcère cancéreux à sa face supérieure ou diaphragmatique. Cet ulcère, dont l'étendue peut être évaluée à 0m.04 de diamètre, se présente avec des bords relevés, indurés, d'une consistance et d'un aspect évidemment squirrheux. Son fond est d'un gris-rougeâtre. Sa cavité renferme un ichor roussâtre, entremêlé de détritus organiques provenant du tissu hépatique. Sa circonférence adhère dans toute son étendue au diaphragme qui est perforé à son niveau. Des adhérences s'étaient conséquemment établies entre le feuillet séreux péritonéal qui tapisse la face supérieure (pars gibba !) de la grosse glande digestive abdominale, et le feuillet pariétal de la face inférieure du diaphragme. Ces adhérences se répétaient dans le thorax, où elles s'étaient organisées aux dépens, ou plutôt par l'intermédiaire de la plèvre qui revêt la face supérieure du diaphragme et la base du poumon droit. L'ulcère communiquait donc avec ce dernier organe, qui offrait dans son lobe inférieur un trajet anfractueux et véritablement fistuleux, lequel s'ouvrait définitivement dans la bronche correspondante. Le tissu pulmonaire formant les parois du conduit, était induré, grisâtre, dans l'étendue de quelques millimètres ; partout ailleurs, le viscère avait sa texture normale. La cavité pleurale contenait, dans son cul-de-sac le plus déclive, une faible quantité de sérosité citrine.

Il devient actuellement possible, en commentant les données fournies par la nécropsie, de se rendre un compte assez exact des symptômes observés pendant la maladie. La pleuro-pneumonie seule n'a pas été méconnue, mais sa cause intime est restée jusqu'à l'amphithéâtre, dans l'obscurité la plus complète. Cette pleuro-pneumonie n'a joué d'ailleurs ici, qu'un rôle tout à fait secondaire, et il est bien évident que la lésion primitive, essentielle, le cancer ulcéré du foie, qui l'a déterminée, se trouvait au-dessus de toute intervention thérapeutique.

Les affections intestinales sont la plupart du temps liées à celles du foie ; nous citerons principalement l'entérite et l'entéro-colite. Un cas d'entérite chronique avec ramollissement des membranes dans une étendue assez considérable (duodénum et commencement du jéjunum) fut noté en 1854. Il existait en outre dans le duodénum (3me portion) une ulcération ayant les dimensions d'une pièce de cinquante centimes, dont le fond n'était plus constitué que par la tunique péritonéale. Le sujet qui succomba à ces altérations intestinales était un colon militaire assez sobre du côté des spiritueux, mais doué d'un appétit vorace et se nourrissant presque exclusivement de féculents.

La diarrhée, essentiellement catarrhale, se montre ordinairement au changement de saison, après l'hivernage. C'est surtout en juin, juillet et août, que nous l'avons enregistrée. Reconnaissant pour cause prochaine l'impression du froid sur les parois abdominales (saison des nuits fraîches), le flux intestinal cède constamment et bien vite à un régime convenable et quelques juleps opiacés.

Nous n'avons rencontré que rarement et de loin en loin la dysenterie (1).

---

(1) En 1847, elle se serait manifestée sous forme épidémique avec une gravité accentuée, succédant à la fièvre typhoïde (*Archives de Médecine navale*, 1865, n° 18).

Maladies du système nerveux cérébro-rachidien.

Nous comprenons dans cette catégorie les congestions encéphaliques, l'apoplexie, la myélite, le délirium tremens, les hallucinations, etc. Manifestations morbides à la production desquelles le climat de Taïti est par lui seul entièrement étranger, et dont la cause intime réside encore sans contredit dans l'abus des spiritueux.

Les effets délétères des excès alcooliques, sous une zone tropicale dont nous avons longuement exposé les conditions météorologiques, ont été déjà développés à propos du tubercule pulmonaire et abdominal. Nous nous dispenserons donc de nous appesantir de nouveau sur les fatales conséquences de ces excès, ajoutant seulement que les boissons purement toniques, les seules propres à combattre l'état de débilitation inhérent au climat, se trouvent remplacées par des excitants qui ont eux-mêmes leur source inépuisable dans les nombreux cabarets encombrant la place de Papéété.

Les boissons que l'on débite dans ces établissements, ne nuisent pas seulement par leur quantité, mais encore, et avant tout, par leurs qualités. L'absinthe, ce poison lent qui a fait plus de victimes dans nos colonies, que le plomb, le fer et les épidémies, l'absinthe et la plupart des vins provenant de certaines maisons de Valparaiso, sont le plus souvent horriblement frelatés, et, dans maintes circonstances, il nous a été réellement impossible de définir les affreux mélanges, les dégoûtantes sophistications, qui nous étaient présentées, ou que nous avions fait saisir.

L'ivresse déterminée par ces boissons alcooliques, n'est plus une ivresse ordinaire. Un délire aigu parfois prolongé, des hallucinations de toute sorte, la stupeur la plus profonde, en constituent ordinairement le caractère dominant.

La mesure susceptible de mettre un frein à cet état de choses, consisterait, ainsi que nous l'avons bien des fois proposé, dans la réduction des cabarets, dont le chiffre est réellement exorbitant, eu égard à la population de Papéètè. En portant leur nombre à six (ce qui serait plus que suffisant), la police locale pourrait exercer une surveillance active et déceler la fraude partout où elle voudrait s'abriter. Or, cette surveillance incessante, répétée, était de toute impossibilité à l'époque où nous écrivions ces lignes.

Affections qui se sont fait remarquer par leur rareté ou l'absence complète de leur manifestation.

Quelques-unes de ces affections, appartenant à la première désignation, ont été déjà signalées dans cet opuscule. Ce sont : la pleuro-pneumonie essentielle, le rhumatisme articulaire, etc. ; nous y joindrons l'hypertrophie du cœur, les anévrismes internes, l'entérite idiopathique, la colite de même nature, les fièvres intermittentes paludéennes, la coxalgie, la cystite, l'épilepsie, l'ictère, le rupia, l'urticaire, l'ophthalmie, le tétanos et le cancer. Dans la seconde série, nous trouvons, toujours en compulsant nos registres, la cardite, la péricardite, les anévrismes externes, la méningite crânienne et rachidienne, la néphrite, la péritonite, les calculs vésicaux, la goutte, la gravelle, la splénite, la scarlatine, le choléra, la fièvre jaune, etc. Nous avons cité à propos des dermatoses : la gale, le porrigo et la mentagre.

L'hypertrophie du cœur et les anévrismes internes ont été presque exclusivement notés chez des étrangers débarqués à Taïti, dans l'espoir de demander au climat un remède ou un palliatif à leurs maux. Ce n'est donc pas à Taïti que l'affection avait été contractée. Nous en dirons autant concernant un soldat d'infanterie de Marine porteur d'un anévrisme de l'aorte abdominale dont la cause occasionnelle remontait à un violent coup de pied reçu quelques années auparavant, dans cette région.

Les fièvres intermittentes paludéennes n'existent pas à Taïti. L'intermittence pyrétique, toutes les fois que nous avons pu la constater, nous a paru puiser son origine dans certaines conditions *météorologiques essentiellement caractérisées par une haute température, jointe à une forte humidité et à une puissante tension électrique*. Un vomitif et deux à trois doses d'alcaloïde du Pérou, suffisaient ordinairement pour arrêter les paroxysmes, dans la production desquels l'élément nerveux jouait le principal rôle.

Nous considérons donc les étangs, que l'on rencontre pourtant en assez grand nombre, dans les environs de Papéété, comme entièrement dépourvus de propriétés fébrigènes. Ces étangs qui servent à la culture du taro (plante très répandue, alimentaire par sa racine ou tubercule, analogue à la pomme de terre), sont de toute part entourés de cases taïtiennes, et les familles qui habitent ces cases, ne nous ont jamais présenté les symptômes de fièvres paludéennes qui, si elles existaient, ne tarderaient pas à se compliquer d'engorgement du foie, de la rate, d'hydropisie ascite, etc. Or, nous nous plaisons à le répéter, *tout cela n'existe pas à Taïti*.

Il est d'ailleurs facile d'expliquer cette absence de fièvres paludéennes au sein de la colonie, en étudiant de près la constitution naturelle de ces amas d'eau stagnante, qui ne renferment aucun détritus animal, et dont la flore se trouve presque exclusivement représentée par l'arum esculentum (taro) aux larges feuilles, qui s'y développe dans toute sa force, et dont la racine doit donner au bout d'un temps voulu, l'une des principales ressources alibiles des Kanaques. L'étang, le marais, ne sont point par eux seuls, les conditions nécessaires à la manifestation des fièvres. *Il faut encore des effluves, engendrés par la fermentation* des substances animales et végétales au sein de ces amas d'eau, circonstances indispensables qui manquent entièrement dans les étangs de Papéété, d'où absence d'effluves délétères et conséquemment de fièvres paludéennes (1).

Nous n'avons enregistré le tétanos que deux fois, sur deux Indiennes, dont l'une succomba au bout de trois jours. Cette dernière était atteinte d'une plaie à la plante du pied, plaie déterminée par un tesson de bouteille, et qui donna lieu à une hémorragie artérielle grave, de laquelle nous ne fûmes définitivement maître, que par la ligature de la tibiale postérieure au tiers inférieur de la jambe, et celle de la pédieuse : le corps vulnérant avait lésé l'arcade plantaire, dans le point où elle s'anastomose par inosculation avec l'artère pédieuse.

Ce premier cas de tétanos fut attaqué par toutes les médications connues : bains généraux, sudorifiques, opium à haute dose, mercuriaux, inhalation de chloroforme. Nous espérions beaucoup en ces dernières, auxquelles nous avions été conduit par les belles expériences des physiologistes modernes sur le pouvoir incito-moteur ou réflexe de la moëlle épinière, ainsi que par les heureux effets qu'en avaient retirés quelques médecins dans l'empoisonnement par la noix vomique. La dose totale de l'anesthésique, inspirée par la malade en trois jours et trois nuits, fut évaluée à cent-soixante grammes.

(1) Nous sommes heureux de trouver notre observation confirmée par celles de nos confrères Errhel et Gallerand. M. Nadeaud, attaché au service de santé de la colonie, alors que nous en étions le chef, a également constaté cette immunité de Taïti, contre les fièvres paludéennes, immunité dont il a cru pouvoir rendre compte, non seulement à l'aide des circonstances locales que nous invoquons, mais encore par les porosités d'un sous-sol corallin, qui donnerait lieu à un écoulement souterrain constant au sein des prétendus marais.

Quant à la périodicité par trop obligée qu'a cru devoir rencontrer dans toutes les affections, notre successeur, le docteur Guillasse, nous ne pouvons l'admettre, et nous inclinons avec M. le rédacteur en chef des *Achives de Médecine navale*, à des opinions peut-être involontairement systématiques de la part de ce confrère.

Pendant quelque temps, les inhalations nous parurent ralentir les accès tétaniques, et c'est à elles que nous crûmes devoir attribuer la rémission presque complète de ce terrible accident des plaies, rémission qui se manifesta dans l'après-midi du second jour, mais à laquelle succédèrent malheureusement, et d'une manière presque subite, des crises de plus en plus rapprochées qui conduisirent rapidement au dénoûment fatal.

Nous fûmes plus heureux dans le second cas, survenu également à la suite d'une piqûre à la plante du pied, produite par la pointe d'un ciseau. L'accident se borna du reste chez cette malade à du trismus, de la dysphagie et à quelques convulsions dans le membre inférieur, siége de la blessure. Ces symptômes furent immédiatement combattus par le débridement de la plaie, les bains sédatifs prolongés, les cataplasmes fortement laudanisés et l'opium à l'intérieur. Cette médication soutenue arrêta la marche de la complication qui disparut graduellement en quarante-huit heures.

Telle est la topographie médicale de l'île de Taïti, dans laquelle, ainsi qu'on peut le juger maintenant, les excès seuls et la syphilis font de jeunes victimes. Les affections endémiques ou épidémiques qui exercent de nos jours encore les plus grands ravages sur bien des points de notre planète, lui sont entièrement étrangères. La dyssenterie maligne, les fièvres miasmatiques simples ou pernicieuses, la fièvre jaune, la peste, le choléra, n'ont su jusqu'à ce jour se glisser dans son sein ; la fièvre typhoïde n'y moissonne que quelques arrivants. Tout ce qu'on peut dire touchant son climat, c'est qu'il est débilitant et énervant, surtout pendant la saison de l'hivernage, période de l'année que nous avons vue être caractérisée par des pluies torrentielles, une chaleur étouffante, et la présence dans l'atmosphère d'une forte quantité de fluide électrique. L'hygiène doit donc consister à lutter, à réagir contre cette débilitation générale, chose assez difficile, vu le peu de ressources qu'offre le pays par lui-même, et la mauvaise disposition des logements dans lesquels règne toujours cette humidité qui est certainement loin de retentir sur l'organisme à titre de tonique !

Un dernier mot sur la syphilis. Nous en avons doté réellement ce malheureux pays. Nous y avons introduit non seulement le virus lui-même, mais encore les fatales et horribles diathèses qui en devaient être la conséquence inévitable, virus et diathèses sur lesquels nous nous sommes suffisamment étendu, et dont nous ne voulons pas assombrir davantage le lugubre tableau. Faisons donc aujourd'hui quelque chose pour détourner, autant qu'il sera en notre pouvoir, les terribles coups que reçoivent encore de ce fléau la tribu taïtienne et les îles environnantes. L'hygiène, la prophylaxie, la science en un mot, sont capables de résoudre le problème. A l'administration supérieure, aux gouverneurs le soin de l'exécution, et qu'il nous soit permis, en terminant, d'exprimer au nom de l'humanité, à feu Messieurs les amiraux Page et Du Bouzet, conséquemment à leur mémoire, notre bien vive reconnaissance, pour la large part qui leur revient dans les sages mesures que nous primes de concert, en vue de la prophylaxie. Messieurs les officiers supérieurs Roy et comte Pouget, qui se succédèrent comme commandants particuliers, durant le gouvernement du comte Du Bouzet, ont droit à la même gratitude. Eux aussi secondèrent activement nos efforts. Puissent ces derniers avoir été continués et couronnés, au moins, des mêmes succès ! !

RELATIONS SOMMAIRES

CONCERNANT

QUELQUES CAS CHIRURGICAUX.

Les faits chirurgicaux dont il va être question, ont été également exposés, mais d'une manière concise, dans les rapports trimestriels adressés à l'Inspection générale du Service de Santé de la Marine, et constituèrent, en 1859, notre sujet de thèse pour le Doctorat.

Ces faits chirurgicaux ont trait :

1° A des lésions traumatiques de l'appareil vasculaire à sang rouge :

Artère brachiale ;
Artère cubitale (origine de l'arcade palmaire superficielle) ;
Artère tibiale postérieure (plantaire externe) ;
Artère fémorale (2 cas).

2° A des lésions vitales du tissu osseux :

Carie du scaphoïde du pied ;
Ostéo-myélite de l'extr. carpienne du radius.

3° A une tumeur polypiforme du larynx.

Lésions traumatiques de l'appareil vasculaire à sang rouge.

Lésion de la brachiale. — Ligature de l'artère d'après la méthode d'Anel. — Guérison.

Le sujet de cette observation est un nommé Monin, artilleur de la Marine. C'est pendant le repas de midi que son artère brachiale droite fut ouverte par la pointe d'un couteau qui, pénétrant dans le pli du coude, lésa en même temps la veine médiane basilique.

Bien que la compression exercée par M. Nadaud, chirurgien de garde, eût arrêté l'hémorrhagie d'une manière à peu près complète, nous jugeâmes néanmoins, eu égard au volume et à l'impétuosité du jet artériel, la ligature nécessaire, et nous pratiquâmes cette dernière d'après la méthode d'Anel, c'est-à-dire entre la plaie et le cœur.

L'hémorrhagie se trouvant définitivement arrêtée, l'opéré fut soumis au traitement local et général que nécessite toute ligature d'un vaisseau un peu important.

Les suites furent on ne peut plus satisfaisantes.

La ligature tomba au bout de quinze jours ; le vingt-cinquième jour, la plaie était fermée, et Monin quittait bientôt l'hôpital, emportant et conservant religieusement avec lui, pour le montrer à sa mère, le fil conservateur auquel sa vie avait été suspendue. Nous le revîmes souvent depuis sa sortie de la salle, ce qui nous permit de constater une guérison parfaitement consolidée.

Deux raisons nous firent déroger ici au précepte de jeter deux ligatures, l'une au-dessus, l'autre au-dessous de la plaie artérielle. La première, c'est que cette plaie était située à l'extrémité tout à fait inférieure du vaisseau, peut-être même immédiatement au-dessus de la bifurcation en radiale et cubitale, d'où difficulté possible à placer la ligature inférieure. La seconde nous fut inspirée par la connaissance que nous avions d'un plein succès, entre autres, qui avait couronné la méthode d'Anel, en pareille circonstance. Il s'agissait d'un matelot de l'*Eurydice* qui, dans la malheureuse descente à Pétropolowski (Amérique russe), fut atteint d'une balle dans le creux poplité, avec lésion de l'artère. M. Reynaud, alors chirurgien-major de la corvette, lia l'artère crurale dans le triangle de Scarpa. La guérison suivit cette opération, dont nous pûmes constater le résultat heureux, plusieurs mois après, lors d'une relâche du navire à Taïti.

Lésion de la cubitale. — Ligature de cette artère, puis de la radiale. — Guérison.

Jean Evangéliste, matelot chilien de la *Lysia*, se blesse avec un couteau dont la pointe pénètre immédiatement en dehors de l'éminence hypothénar, à quelques millimètres au-dessous de l'articulation radio-carpienne, d'où une hémorrhagie avec jet rutilant, saccadé, du volume d'un tuyau de plume de pigeon.

Nous reconnûmes de suite la lésion de l'origine de l'arcade palmaire superficielle, et nous nous empressâmes d'y remédier par la compression directe et indirecte (agaric — compresses graduées sur le trajet des deux artères de l'avant-bras — bandage roulé jusqu'au pli du coude) et la flexion de l'avant-bras sur le bras.

Pendant quatre jours, tout se passa à merveille, lorsque dans la nuit du 18 mai 1854, Jean Evangéliste, fatigué par la compression et se croyant à l'abri de tout accident ultérieur, relâcha le bandage, ce qui amena la réapparition immédiate de l'hémorrhagie, qu'arrêta encore la compression méthodique, mais pendant trois nouveaux jours seulement, à la suite desquels, sous l'influence d'une seconde imprudence de la part du malade, survint une perte sanguine, cette fois très abondante, qui fut suivie d'une syncope prolongée.

Cet état commençant à devenir alarmant, nous liâmes sans plus tarder la cubitale, au-dessus du poignet. L'hémorrhagie cessa, mais pour trois jours encore, ce dont nous fûmes peu surpris, en invoquant les nombreuses anastomoses qui lient la cubitale et la radiale à la paume de la main. Nous procédâmes alors à la ligature de la radiale, et, à la suite de cette deuxième ligature, l'écoulement sanguin se trouva pour toujours arrêté.

Les ligatures étant tombées du huitième au dixième jour, les plaies marchèrent rapidement vers la cicatrisation, et le blessé regagna bien vite son navire, entièrement rétabli.

Avant de poser les déductions pathologiques inhérentes à ce cas chirurgical, nous exposerons le cas suivant qui ne saurait en être plus rapproché.

Lésion de la plantaire externe. — Ligature de la tibiale postérieure, puis de la pédieuse. — Succès de l'opération.

Para, jeune et belle taïtienne de 19 ans, est transportée à l'hôpital de Papéété, le 12 août 1855, à 7 heures 1/2 du soir, accompagnée par M. Leclerc, alors chirurgien-major de la corvette la *Moselle*.

Cette Indienne, marchant nu-pieds sur la grève, s'était enfoncé un fragment de verre qui avait pénétré à 0m.06 environ en avant du talon, et à 0m.02 du bord interne du premier métatarsien, accident qui amena une abondante hémorrhagie suivie de deux syncopes, hémorrhagie de laquelle nous pûmes néanmoins nous rendre bientôt maître à l'aide de la compression, toujours directe et indirecte, comme dans le cas précédent, et de la position inclinée ascendante de la jambe.

Le huitième jour, Para, en dépit de nos vives recommandations, quitte son lit et gagne la cour de l'hôpital, imprudence qui provoque immédiatement le retour de l'accident, duquel nous triomphons pourtant encore, en renouvelant l'appareil compressif, mais pour quelques jours seulement, ce qui nous conduisit à la ligature de la tibiale postérieure, derrière la malléole interne.

L'opération terminée, nous nous apercevons que l'hémorrhagie, quoique moins abondante, n'en a pas moins quelque tendance à continuer, et, nous rappelant ce qui s'était passé à la main de Jean Evangéliste, après la ligature de la cubitale, nous procédons à là ligature de la pédieuse, à quelques millimètres en arrière de l'extrémité postérieure du premier espace interosseux, c'est-à-dire du point que traverse l'artère pour aller s'anastomoser par inosculation avec la terminaison de la plantaire externe, indubitablement atteinte par le corps vulnérant.

Cette deuxième ligature arrêta définitivement l'hémorrhagie, et la terminaison eût été certainement heureuse sans le tétanos qui menaçait déjà notre malade, au moment de la ligature de la pédieuse, et qui l'emporta le quatrième jour de sa manifestation, après une rémission de symptômes dont la durée devait certainement nous inspirer quelque espoir (1).

Les déductions cliniques à tirer des deux faits chirurgicaux qui précèdent, ont évidemment trait à la gravité des hémorrhagies artérielles puisant leur source dans la lésion des arcades vasculaires alimentant la main et le pied, gravité de laquelle on se rend facilement compte, en invoquant les anastomoses multiples et à plein canal que l'on rencontre dans ces régions.

Nous avons vu dans les deux cas, que malgré la compression directe et indirecte, et faite, nous pouvons l'avancer, de la manière la plus méthodique, nous avons vu, disons-nous, que l'oblitération des vaisseaux ne s'était pas effectuée, le septième jour chez Jean Evangéliste, et le huitième chez l'Indienne Para, et que chez les deux sujets, des hémorrhagies consécutives avaient failli compromettre, par leur répétition, la vie des blessés.

---

(1) Nous avons relaté ce cas de tétanos, ce qui nous dispensera de nous étendre plus longuement sur ce grave accident des plaies, surtout des plaies par piqûre à la plante du pied et sous une latitude tropicale.

Les auteurs, dit Bérard *(Dictionnaire de Médecine)*, ne s'accordent pas sur l'efficacité relative de la compression et de la ligature dans les plaies artérielles de la main, les uns rejetant absolument le premier moyen, les autres au contraire admettant que la compression peut toujours suffire, d'où le sage et logique précepte donné par l'éminent professeur que nous venons de citer, d'essayer primitivement la compression, en cas d'insuccès, de recourir à la ligature (1).

Nous avons rigoureusement suivi les préceptes du maître et, après résultat, nous nous rangions, pour l'avenir, dans le camp des partisans de la ligature immédiate, lorsque deux nouveaux faits, absolument identiques aux premiers, qui se sont présentés depuis dans notre pratique civile, ont modifié notre opinion à ce sujet, mais à l'aide d'un agent important encore peu employé pendant notre séjour en Océanie : la solution titrée du perchlorure de fer.

Des plumasseaux épais fortement imbibés de cette solution réellement hémostatique, et la compression des troncs artériels au dessus de la blessure, nous ont parfaitement réussi dans ces deux nouveaux cas qui, nous le répétons, ont été absolument identiques à ceux de Taïti.

Rappelons en outre qu'à part son énergique propriété coagulante, la solution de perchlorure de fer est encore éminemment désinfectante, ce qui permet de laisser en place pendant fort longtemps le premier appareil, que l'on peut du reste imbiber de solution, toutes les fois qu'on le juge nécessaire, et sans le déranger.

(1) Bérard pense que dans ces cas, la ligature d'un seul tronc, avec simple compression de l'autre, peut suffire. Il aurait, en agissant ainsi, réussi une fois ; mais il mentionne également plusieurs faits où la double ligature devint elle-même insuffisante, ce qui força à lier la brachiale. Un cas de cette nature nous a été communiqué par un chirurgien du port de Brest. Des anomalies d'origine et de volume dans le système artériel du membre supérieur, peuvent seules donner de ces cas, une explication satisfaisante.

Lésion de la fémorale. — Compression. — Guérison.

Ems, soldat d'infanterie de Marine, attaché à l'hôpital de Papéété en qualité d'aide de cuisine, se blesse avec un couteau dont la pointe pénètre au tiers moyen de la région antero-interne de la cuisse, dans le point où l'artère crurale s'engage sous le couturier pour pénétrer ensuite dans l'infundibulum aponévrotique fémoro-poplité, d'où une hémorrhagie abondante par jet rutilant, saccadé, qui amène bien vite une syncope et qu'un camarade arrête par une compression circulaire énergique.

Nous étant rendu sur le lieu de l'accident, nous estimons que le blessé a perdu environ mille grammes de sang. Cette quantité, jointe à la situation de la plaie, nous permit de diagnostiquer la lésion du tronc principal de la cuisse, et nous décidâmes d'opposer d'abord à l'accident, la compression immédiate et médiate, ayant soin toutefois de disposer l'appareil à ligature, à l'effet d'intervenir plus énergiquement et sans plus tarder, dans le cas où l'indication se serait présentée. La compression fut du reste secondée par la position inclinée ascendante du membre et le repos le plus complet, dans l'observation duquel, la docilité du blessé dépassa tout ce que nous avions pu espérer (régime alimentaire d'après les idées de Valsalva).

Sous l'influence de ce traitement, l'hémorrhagie fut complètement et définitivement arrêtée et, après occlusion de la plaie, une disposition particulière qui nous frappa, consista dans une dépression remarquable de la cicatrice, dans le fond de laquelle le doigt percevait une espèce de cordon fibreux perpendiculaire à l'axe du membre, c'est-à-dire dirigé vers les parties profondes, où il correspondait peut-être à l'artère, au niveau du point oblitéré. Ce cordon était-il une transformation de la portion fibrineuse du caillot qui avait dû provisoirement suspendre l'hémorrhagie?

Le résultat obtenu par la compression appliquée à l'un des

plus gros vaisseaux à sang rouge de l'économie, est sans contredit assez rare, tellement rare, que nous n'y comptions guère et que tout était préparé pour la ligature. Néanmoins un pareil succès, par le même moyen, aurait été enregistré en 1842, à l'hôpital du bagne de Toulon, sur un condamné dont l'artère fémorale avait été atteinte par la pointe d'un tranchet de cordonnier.

La guérison obtenue à Taïti, sera-t-elle durable? Ne s'est-il pas produit plus tard un anévrisme faux consécutif? Le vaisseau a-t-il été oblitéré, ou bien le caillot a-t-il formé une substance analogue à celle des cicatrices, substance solide et très adhérente à la circonférence de la plaie, disposition que J.-L. Petit aurait trouvée en 1732 sur l'artère brachiale d'un homme mort subitement et qu'on avait guéri, deux mois auparavant, d'une blessure de ce vaisseau? Tout ce que nous pouvons avancer ici, c'est que nous avons bien souvent revu le blessé jusqu'au moment de sa rentrée en France et, que durant cette période de temps, rien ne traduisit sur le tronc crural, le moindre travail anévrismatique.

Lésion de la fémorale. — Compression. — Ligature de cette artère, puis de l'iliaque externe-mort.

Hatonne, matelot de la corvette l'*Artémise*, fut transféré à l'hôpital de Papéété, le 18 septembre 1853, à 5 heures 1|2 du soir, atteint d'une plaie à la cuisse gauche, au niveau du point d'union du tiers supérieur avec le tiers moyen, en dedans du couturier, plaie produite par un mauvais couteau de poche, au milieu d'une rixe, et immédiatement suivie d'une hémorrhagie sérieuse. Une compression provisoire avait pourtant suspendu l'écoulement sanguin, mais pendant cinq heures seulement. Le 19 en effet, à 2 heures du matin, toutes les pièces de l'appareil se trouvaient imbibées.

Voulant avant tout reconnaître la source réelle de cette

hémorrhagie, nous procédâmes à un nouveau pansement, ce qui nous permit d'apercevoir un jet de sang vermeil, rutilant, saccadé, du volume d'une forte épingle, s'échappant de l'angle supérieur de la plaie. Le volume de ce jet nous fit admettre alors que l'instrument vulnérant n'avait probablement lésé que la branche fournie au couturier par la musculaire superficielle de la fémorale, ce qui nous engagea à tenter encore la compression, aidée des réfrigérants, moyens qui pendant quatre jours consécutifs pallièrent l'accident.

Le 23, en effet, l'hémorrhagie se reproduisit et, au moment où nous allions employer, pour la réprimer, le cautère actuel, sous l'influence d'un violent mouvement de la part du malade, trois jets de sang se montrèrent à la fois. De ces trois jets, l'un avait le volume d'une petite plume d'oie et se projeta à une forte distance, ce qui nous donna de suite la conviction que l'artère fémorale elle-même avait été divisée par le couteau.

C'était pendant la nuit. Aidé de plusieurs collègues qui se trouvaient alors à Papéété, nous tâchâmes immédiatement de lier le vaisseau dans la plaie elle-même, agrandie par le bistouri ; mais obligé de manœuvrer, à la faveur de quelques mauvaises lampes, dans des tissus déjà frappés d'infiltration sanguine, nous dûmes bientôt renoncer à la méthode et résolûmes, d'un commun accord, de tamponner la plaie, d'appliquer la compression sur le trajet de l'artère et de procéder, au point du jour, à la ligature de la crurale, d'après Anel ou Hunter, ce qui fut exécuté. Je jetai conséquemment ma ligature immédiatement au-dessous de l'arcade fémorale. Pendant cette opération, le blessé ne perdit pas une goutte de sang, bien que l'engorgement de quelques ganglions inguinaux et du tissu cellulaire ambiant nous eût mis dans l'obligation d'aller chercher l'artère, jusqu'à 0m.02 environ au-dessous de la peau.

Dès ce moment jusqu'au dixième jour, tout s'était passé à merveille, lorsque le 4 octobre, à 8 heures du matin, se déclara une nouvelle hémorrhagie ; mais cette fois, par la plaie correspondant à la ligature. Cette dernière tenait pourtant encore assez solidement, et nous nous berçâmes un instant de l'espoir que, peut-être, une artériole ganglionnaire érodée par le travail de suppuration, était la source de cet écoulement sanguin, du reste peu abondant, auquel nous opposâmes surtout les styptiques et les réfrigérants.

Notre espoir ne devait être, hélas ! qu'une décevante illusion. Le 5, en effet, à 7 heures du soir, l'hémorrhagie se renouvelait avec une intensité effrayante : la ligature était entièrement détachée !

Il ne restait plus qu'une ressource, la ligature de l'artère iliaque externe, que nous pratiquâmes le 6 à 6 heures du matin (pendant la nuit du 5 au 6, la compression immédiate et non interrompue avait été tour à tour exercée par MM. les chirurgiens de l'hôpital et de la division, entre autres, par M. Lucas, aujourd'hui médecin principal de la Marine, qui nous rappelait, il y a à peine quelques jours, toutes les phases de cette opération).

L'iliaque externe liée, Hatonne fut immédiatement soumis à tous les soins consécutifs exigés par la circonstance ; et, durant toute la journée, son état général avait été on ne peut plus satisfaisant, lorsque le soir, sous l'influence d'un violent orage pendant lequel les éclairs et les tonnerres se succédaient presque sans interruption, l'opéré fut subitement pris de hoquet et de subdélirium. Le pouls devint graduellement insensible, une sueur froide envahit tout le corps, les muscles s'agitèrent convulsivement, et le malade, malgré tous les cordiaux et révulsifs possibles, s'éteignit à 9 heures (1).

L'autopsie ne pouvait manquer d'intérêt. Elle nous dévoila ce qui suit :

L'iliaque externe liée à $0^{m}.03$ au-dessus de l'origine de l'épigastrique et de la circonflexe iliaque. L'artère est saine. Aucune

(1) Les hémorrhagies successives éprouvées par l'opéré, ont dû certainement prendre une bonne part à cette issue fatale, à titre de cause prédisposante, mais nous restons convaincu que, sans l'affreux orage qui éclata le soir, nous aurions peut-être enregistré une terminaison moins malheureuse.

trace d'altération dans les organes environnants. Absence complète de péritonite.

Au-dessous du ligament de fallope, les deux bouts de la crurale coupée le dixième jour par la ligature. Leur pourtour est rougeâtre, déchiqueté ; pas de vestige de travail oblitérateur. La fémorale profonde émerge à 0^{m}.002 du bout inférieur.

Enfin, à la partie supérieure du tiers moyen de la cuisse, se montre la lésion de la fémorale par le couteau. La plaie est arrondie et comprend le tiers du calibre du vaisseau, dont elle occupe la paroi antérieure et interne.

Il résulte évidemment de ce qui précède, que c'est à l'absence d'un caillot ou travail oblitérateur, qu'il faut faire remonter l'hémorrhagie qui a fatalement suivi la ligature placée sur la crurale, à quelques millimètres au-dessous de sa limite supérieure ; et si nous avons choisi ce point élevé de l'artère, c'était dans le but de laisser au-dessous du fil, la grosse collatérale de la cuisse, la fémorale profonde, laquelle ainsi qu'on a pu le voir dans l'exposé anatomo-pathologique, émergeait du tronc crural, juste au-dessous de la ligature. Il n'y avait donc entre son origine et celle de l'épigastrique qu'un espace de 0^{m}.025, espace bien au-dessous de la moyenne évaluée, on le sait, à 0^{m}.04 : c'est dans cet espace que la fémorale avait été liée. Nous avions donc au-dessus de la ligature, et à 0^{m}.02 seulement, l'épigastrique et la circonflexe iliaque. L'intervalle restreint qui séparait ces collatérales du point lié a, sans contredit, empêché la formation d'un caillot assez long et assez adhérent pour pouvoir résister à l'effort de l'ondée sanguine. Or, nous le répétons, c'est dans le but d'éviter la présence de la fémorale profonde au-dessus de la ligature, que nous avons posé cette dernière le plus haut possible dans le triangle de scarpa ; et, il faut l'avouer, nous avons à peine atteint le but désiré, puisque, par une anomalie d'ailleurs assez fréquente, la profonde se détachait de la fémorale superficielle 0^{m}.02 plus haut que de coutume. Si cette anomalie avait pu être devinée, nous aurions certainement lié 0^{m}.03 plus bas ; mais, outre cette ignorance complète de la disposition anatomique précitée, nous craignions également de trop nous rapprocher du point lésé du vaisseau et de rencontrer dans le voisinage de ce point un commencement d'artérite. Il y avait là, en effet, du sang diffus, les tissus étaient tuméfiés, et là aussi avait directement porté la compression durant les quelques jours qui précédèrent la ligature.

Nous ne manquerons pas de rappeler ici que le bout inférieur du vaisseau, celui placé au-dessous de la ligature, ne présentait pas plus que le premier, la plus petite trace de travail oblitérant. Or, nous avons vu que la fémorale profonde naissait à 0m.002 au-dessous de l'orifice de section de ce bout, et tout nous porte à admettre que c'est le voisinage de cette grosse collatérale qui a encore empêché ici le travail adhésif, ce qui prouve que, dans une ligature d'artère, alors que tout peut être prévu, il est aussi nécessaire de s'éloigner des collatérales supérieures que des inférieures.

D'ailleurs nous savons que pour ce qui concerne la ligature de l'artère crurale, les opinions ont singulièrement varié, du moins pour ce qui regarde le lieu d'élection le plus propre à recevoir le fil hémostatique.

Lorsqu'il s'agit d'un anévrisme de la poplitée, le sommet du triangle de Scarpa est sans contredit le point le plus convenable ; mais, quand on a affaire à une lésion de l'artère fémorale elle-même, force est bien d'appliquer le fil dans l'aire de cet espace. Or, dans ce cas, il faut lier, quand on le peut, les deux bouts du vaisseau, en agrandissant la plaie faite par l'instrument vulnérant, et, si la chose est impraticable, vu l'état des tissus ambiants, jeter une ligature au-dessus de la plaie, sur le bout supérieur. Eh bien, dans ce dernier cas, si l'on s'éloigne trop de l'arcade fémorale et que la crurale profonde naisse dans son lieu ordinaire, il y a à redouter une insuffisance d'intervalle pour le caillot oblitérateur, entre cette origine et la ligature. Si, au contraire, on se rapproche trop de l'arcade, on s'expose au même danger, par rapport aux artères épigastrique et circonflexe iliaque.

Ainsi, quelle que soit la ligne de conduite, il y a toujours danger, et c'est en face de ce dernier que Blandin a conseillé de recourir *illicò* et d'emblée à la ligature de l'iliaque externe, précepte que nous croyons on ne peut plus sage, et que nous nous repentons de ne pas avoir suivi dès le début, dans le cas qui vient de nous occuper, alors qu'il nous avait été impossible de lier les deux bouts du vaisseau au sein de la lésion primitive.

Lésions vitales du tissu osseux.

Carie du scaphoïde du pied gauche. — Ablation de l'os. — Guérison.

Juan Antonio, matelot baleinier, est admis le 22 juin 1856 à l'hôpital de Papéété, pour une affection du pied, survenue à la suite d'une plaie contuse, produite à son tour, le 15 avril de la même année, par une pelle ferrée dont se servait ce matelot pour dépecer un cétacé le long du bord.

Traitée pendant deux mois par le capitaine du navire, cette plaie marcha très lentement vers la cicatrisation, et il resta deux orifices fistuleux à la région dorsale du tarse. Le stylet explorateur introduit par ces orifices permit de reconnaître une surface osseuse dénudée, inégale, rugueuse, évidemment altérée, surtout étendue dans le sens transversal, correspondant au scaphoïde.

Le dos du pied présentait, en outre, une tuméfaction considérable. Sous une peau épaissie et d'une couleur violacée, le fascia, l'aponévrose et les tendons extenseurs paraissaient confondus et ne plus former qu'une seule et même couche. La suppuration par les trajets fistuleux était sanieuse, mal liée, sanguinolente.

En présence d'une semblable lésion, l'art devait intervenir, mais nous n'étions pas bien sûr des limites précises de l'altération osseuse. Supposant néanmoins, d'après les résultats donnés par le stylet explorateur, qu'il n'y avait d'atteints que le scaphoïde et peut-être une portion de l'astragale, nous pratiquâmes une incision curviligne analogue à celle qui marque le premier temps de la désarticulation de Chopart et, disséquant alors le lambeau, nous tombâmes bien vite sur le foyer sanieux qui aboutissait réellement au scaphoïde. L'os était à la fois carié et nécrosé. Les quelques liens fibreux qui l'unissaient encore à l'astragale et aux cunéiformes furent détruits à l'aide du bistouri étroit et boutonné, et le scaphoïde retiré avec de fortes pinces à pansement, qui nous rendirent plus de service que le tire-fond. Le creux qui restait à la place de l'os ayant été parfaitement abstergé, nous pûmes alors nous convaincre par le toucher, que l'astragale, les cunéiformes et le cuboïde étaient exempts d'altération. Le lambeau dorsal fut immédiatement rabattu, réuni par trois points de suture entrecoupée et, le pansement terminé, nous eûmes soin de fixer le pied à angle droit sur la jambe.

Les suites de cette opération furent des plus heureuses. Le 26 juillet, en effet, Juan Antonio quittait l'hôpital et se livrait à la progression sans la moindre douleur. Il avait conservé cette base de sustentation qui constitue le caractère physiologique dominant du membre pelvien ; une substance fibreuse occupait la place du scaphoïde enlevé.

Inutile d'ajouter que si nous avions trouvé les autres os malades, nous aurions évidemment complété l'amputation de Chopart, reséqué même, au besoin, de l'astragale, tout ce qui nous aurait paru attaqué.

Ostéo-myélite de l'extrémité carpienne du radius droit. — Resection de la portion malade. — Guérison.

Dans son *Traité de Médecine opératoire*, Velpeau a écrit : « Quand le corps des os de l'avant-bras est carié, nécrosé ou « désorganisé, il peut paraître impossible de guérir le malade « sans amputation. J'ai à me reprocher d'avoir amputé le bras « d'un homme dont l'avant-bras gonflé, criblé de trajets fistuleux, « n'avait cependant pour lésion fondamentale, que des fragments

« de nécrose complètement isolés au centre du cubitus, et qu'il « eût peut-être été possible d'enlever par la resection. »

Même observation de la part de cet habile opérateur, concernant le radius.

Conserver la main du malade, tel est, en effet, le but que l'on doit se proposer, et ce but, nous avons eu le bonheur de l'atteindre chez le nommé Ardouin, matelot baleinier du *Napoléon III*, qui entra à l'hôpital de Papéété, en avril 1857.

La cause était encore ici une forte contusion terminée au bout de 3 mois par un abcès, alors transformé en ulcère fistuleux, aboutissant lui-même au quart inférieur du radius droit entièrement dénudé dans une étendue de $0^{m}.03$.

Interrogé sur ses antécédents, Ardouin ne nous permit pas de faire quelque part à une influence générale. Il n'avait été frappé jusqu'à ce jour d'aucun accident syphilitique ; toute sa famille était douée d'une excellente constitution.

Après quarante jours de traitement sans amélioration, la resection fut acceptée par le malade et pratiquée au milieu du sommeil anesthésique, par le double procédé en L, ce qui nous donna plus de latitude pour le reste de l'opération. La scie à chaîne fit le reste. Nous emportâmes avec elle un fragment osseux de $0^{m}.035$ de longueur. Ce fragment se trouvait à la fois nécrosé et carié. Le canal médullaire offrait, en outre, un élargissement considérable ; ses parois étaient rougeâtres et baignées de pus. Il y avait en un mot ostéo-myélite.

Les suites de l'opération furent exemptes de tout accident. Néanmoins, au bout de quelques semaines, la suppuration, qui jusqu'alors avait été de bonne nature, devint sanieuse, et le stylet explorateur nous fit diagnostiquer l'altération du fragment attenant au carpe, fragment dont l'utilité physiologique nous avait paru trop importante, pour ne pas tenter sa conservation ; d'autant plus, qu'après la resection, il ne nous avait offert qu'une légère rougeur au niveau du canal médullaire.

Ce fragment fut immédiatement énuclé par désarticulation ; le scaphoïde et le semi-lunaire étaient sains, et au bout de deux mois, époque à laquelle la plaie était entièrement fermée, le résultat cherché avait couronné nos efforts.

Nous revîmes le malade quelque temps après sa sortie de l'hôpital, et voici en quelques mots l'état dans lequel nous le trouvâmes. Une substance intermédiaire, déjà assez résistante, avait comblé en partie l'espace vide laissé par la resection (0m.05 environ). Cette substance était surtout manifeste à la partie supérieure. Le poignet entièrement ankylosé offrait une légère déviation en dehors. Les doigts, médius, index et annulaire, n'étaient guère susceptibles que de mouvements de latéralité et présentaient un certain degré de flexion.

Quant aux mouvements du pouce et de l'auriculaire, tout se passait à peu près comme à l'état normal, principalement pour l'abduction et l'adduction. A l'aide de ces mouvements, l'opéré pouvait saisir beaucoup d'objets, les tenir, les porter dans toutes les directions, résultat que n'aurait certainement pas donné l'amputation du poignet. Nous ne partageons donc point les idées de M. Guépratte au sujet de cette resection, et déclarons que nous n'hésiterions nullement à pratiquer de nouveau cette opération, dans des circonstances analogues.

Tumeur polypiforme sus-épiglottique. — Laryngotomie sous-hyoïdienne.

Indiquée seulement par Velpeau, décrite par Malgaigne, la laryngotomie sous-hyoïdienne (laryngo-pharyngotomie de Richet) fut imaginée et proposée en 1826, par Vidal, de Cassis, pour remédier aux accidents, la plupart du temps mortels, de l'œdème de la glotte, œdème que ce chirurgien considérait comme l'inflammation du tissu cellulaire sous-épiglottique, qu'il assimilait, comme tel, au panaris, et qu'il traitait conséquemment par le débridement, attaquant ainsi l'étranglement par la région sous-hyoïdienne.

Murphy, sujet américain, entra à l'hôpital de Papéété le 15 janvier 1856, atteint d'une gêne très prononcée de la déglutition, dont il faisait remonter la cause à des excroissances syphilitiques traitées en ville depuis quelque temps par les pilules de Ricord et l'iodure de potassium.

L'examen de l'arrière-bouche ne nous décela qu'une rougeur anormale dans la partie inférieure du pharynx, mais le doigt introduit aussi profondément que possible nous fit reconnaître l'existence d'une tumeur résistante, dure, paraissant tirer son origine de la base du larynx, au niveau de l'épiglotte.

Au bout d'un mois de traitement local et général, la difficulté de la déglutition loin de diminuer, n'avait fait qu'augmenter. Cette dernière devint même bientôt impossible, au point que les aliments arrêtés à la partie inférieure du pharynx se trouvaient repoussés, s'échappant le plus souvent par les orifices postérieurs des fosses nasales.

En présence d'une pareille situation, l'expectation n'était plus possible, et le malade lui-même qui souffrait de la faim et de la soif, nous suppliait, en mettant constamment son doigt sur le cartilage thyroïde, de le débarrasser à tout prix, par une opération, du corps étranger qui l'empêchait d'avaler. Cédant à ces instances, nous songeâmes d'abord à attaquer la production morbide par la cavité buccale, et, c'est après maintes tentatives toujours infructueuses par cette voie, que nous nous décidâmes pour la laryngotomie sous-hyoïdienne, suivant à la lettre, dans son exécution, les préceptes dictés par Vidal, de Cassis, préceptes dont le principal consiste à ne pas s'écarter du bord inférieur de l'hyoïde, ce qui met sûrement à l'abri de toute hémorrhagie.

La membrane thyro-hyoïdienne incisée, nous eûmes immédiatement sous les yeux l'épiglotte, sur le côté gauche duquel était implantée la tumeur, qui se dirigeait de ce point vers le pharynx. Saisie à l'aide d'une érigne, cette tumeur fut emportée à l'aide des ciseaux courbes sur le plat. Mesurée dans son plus grand diamètre, elle nous donna $0^m.015$; sa base en offrait $0^m.008$. Sa structure était dense, compacte, fibreuse, d'une couleur grisâtre ; elle se trouvait enveloppée dans toute son étendue par une membrane qui n'était probablement qu'une muqueuse dégénérée et épaissie.

L'opération terminée, les bords de la plaie furent immédiatement affrontés et maintenus par trois points de suture. Nous n'eûmes besoin de lier aucun vaisseau, soit pendant, soit après. Un pansement simple et un bandage approprié ayant été appliqués, Murphy fut reconduit à son lit.

Depuis ce moment, la déglutition s'exécuta avec facilité ; les aliments et les boissons ne revinrent plus par les fosses nasales, et le résultat aurait été sans contredit des plus satisfaisant, sans la présence d'une diathèse tuberculeuse qui minait le sujet et contre laquelle, on le devine aisément, toutes les médications devaient rester impuissantes. Murphy succomba aux progrès de la phthisie. Il s'éteignit doucement comme la plupart des tuberculeux, mais non dans la torture de la faim et de la soif.

La tumeur dont il a été question dans cette observation, est sans contredit l'une des plus curieuses que possède la science, tant sous le rapport de son siége que sous celui des phénomènes qu'elle suscita. Nous l'avons considérée comme de nature fibreuse, et nous avons cru pouvoir la ranger parmi ces dégénérescences observées par Trousseau, Andral, Ferrus, etc., dégénérescences qui avaient pour siége l'orifice supérieur du larynx, ses ventricules, la membrane crico-thyroïdienne, etc. Peut-être appartenait-elle à ce que Trousseau désigne sous le nom de tumeur tuberculeuse et polypeuse. Elle était en effet pédiculée, grisâtre, consistante. Par ces caractères physiques, elle se rapprochait donc de cette espèce de tumeur. Elle pouvait également se ranger dans les polypes fibreux, polypes qui, d'après les observations d'Ehrmann, tireraient leur origine du tissu fibreux ou fibrocelluleux qui est au-dessous de la muqueuse (1).

(1) *Dissertation inaugurale*, Albert Ehrmann, 1842.

1984 — Toulon, Typ. et Lith. F. Robert, boulevard Louis-Napoléon.

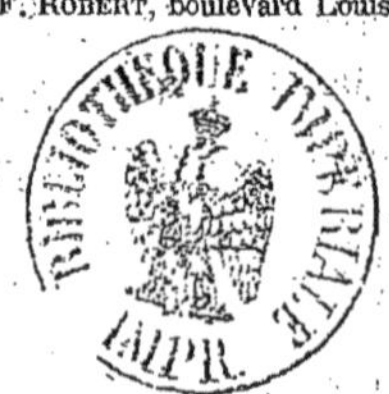

www.ingramcontent.com/pod-product-compliance
Ingram Content Group UK Ltd.
Pitfield, Milton Keynes, MK11 3LW, UK
UKHW012051240726
13965UKWH00003B/1213

9 782013 049689